LA

MALADIE DE CARRION

OU LA

VERRUGA PÉRUVIENNE

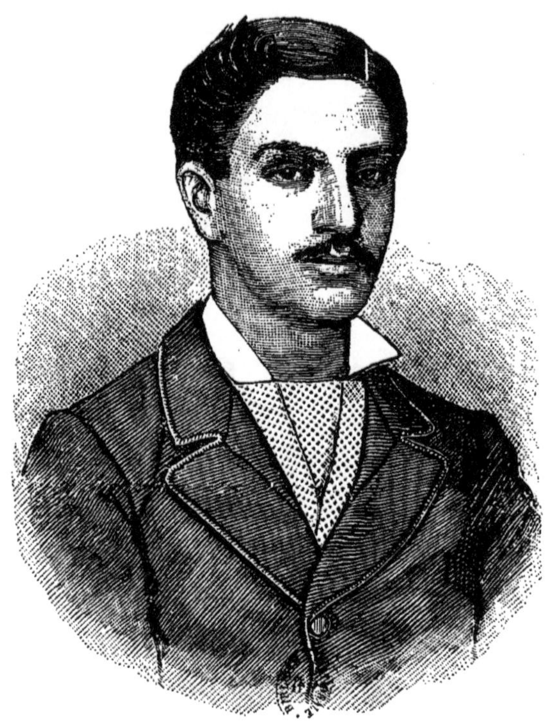

Daniel A. CARRION.
Étudiant à la Faculté de médecine de Lima,
mort héroïquement à la suite de l'inoculation de la *Verruga péruvienne*, le 6 octobre 1885.

LA

MALADIE DE CARRION

OU LA

VERRUGA PÉRUVIENNE

PAR

Ernesto ODRIOZOLA

Professeur à la Faculté de Médecine de Lima
Membre de l'Académie de Médecine de Lima
Lauréat de la Faculté de Médecine de Paris
Membre correspondant de la Société Anatomique de Paris.

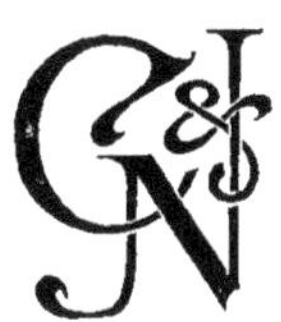

PARIS

Georges CARRÉ ét C. NAUD, Éditeurs

3, RUE RACINE, 3

—

1898

A

M. LE DOCTEUR MAURICE LETULLE

PROFESSEUR AGRÉGÉ A LA FACULTÉ DE MÉDECINE DE PARIS,
MÉDECIN DES HÔPITAUX

Mon bien cher Maitre,

Lorsque je suis allé faire mes études professionnelles dans votre chère et généreuse patrie, votre savante direction et vos conseils de tous les jours m'ont mis dans un sentier dont je ne me suis jamais, depuis lors, écarté. Cette petite monographie, toute clinique, dont je vous prie de vouloir bien accepter la dédicace, est la meilleure preuve que je puisse vous donner de ma reconnaissante amitié.

Votre élève dévoué,

Ernesto ODRIOZOLA.

Lima, juin 1896.

LE DOCTEUR MANUEL ODRIOZOLA

INTRODUCTION

La monographie que nous mettons sous les yeux du lecteur est une étude de la *Maladie de* CARRION, ou *Verruga péruvienne*.

Tous les travaux publiés jusqu'à ce jour sur le sujet ont laissé dans l'ombre bien des points fondamentaux de la maladie et enregistré bien des erreurs qu'il est temps de dissiper. Aussi, nous nous sommes attaché d'une façon toute particulière à l'étude clinique de cette maladie, remettant à une époque ultérieure le soin d'entreprendre les expériences techniques qui ne sont qu'esquissées dans notre travail : notre étude est donc surtout clinique.

Les médecins péruviens, après le sacrifice que CARRION fit de sa vie en s'inoculant la verruga, et même auparavant, se sont souvent efforcés de faire connaître cette maladie. Dans cette croisade, il faut faire la part qui revient à la médecine française, si justement fière de ses glorieux antécédents, de son présent et de son avenir, car elle a puissamment contribué à vulgariser les notions acquises sur cette maladie par des études très consciencieuses. Dounon, Le Roy de Méricourt, Nielly, Cornil, Renaud, Tasset, Bordier, Corre, Beaumanoir sont autant d'auteurs dont les noms resteront à jamais attachés à la maladie de CARRION. L'anatomie pathologique de ses tumeurs est sortie toute faite des mains de Renaud, et nos connaissances actuelles n'ont rien ajouté à cette étude.

Notre monographie est divisée en quatre parties. Dans la première partie, nous faisons l'histoire de la maladie.

Dans la deuxième partie, nous en étudions la distribution géographique ; nous avons soigneusement éliminé tous les endroits réputés verrugueux, mais sur lesquels nous ne possédions aucune donnée positive corroborant cette réputation toute hypothétique. Par contre, nous avons indiqué plusieurs localités encore regardées comme indemnes, mais que nos renseignements nous permettent de considérer comme sûrement contaminées. L'étude zoologique, botanique, géologique et météorologique des lieux verrugueux est aussi complètement faite que le permettent nos connaissances actuelles. Nous y avons ajouté quatre cartes géographiques et plusieurs planches représentant des endroits à verrugas.

La troisième partie, consacrée à l'étude de la fièvre grave de Carrion, appelée autrefois *fièvre de la Oroya,* constitue un chapitre tout nouveau et des plus importants, dans lequel nous avons défendu quelques idées que nous recommandons au lecteur, car notre littérature médicale est excessivement pauvre en pareille matière.

La quatrième et dernière partie comprend l'étude de la maladie éruptive commune, la *verruga* proprement dite, la plus anciennement connue, sur laquelle portent la majorité des travaux publiés. On verra les innovations que nous y avons apportées. Une série de planches prises dans nos salles d'hôpital complètent ce travail et l'expliquent.

Il nous a semblé utile de présenter dans une monographie suffisamment complète l'état actuel de nos connaissances, d'enregistrer fidèlement toutes les transformations qu'ont subies nos idées dans ces derniers temps à ce sujet, de mettre de côté les nombreuses inexactitudes qui abondent encore dans la plupart de nos traités classiques, de mettre en discussion plusieurs idées que nous avons avancées et de faire enfin — c'est notre but primordial — un travail d'ensemble qui manque encore aujourd'hui.

Nous tenons à rendre un public témoignage de notre profonde reconnaissance à notre vénéré maître M. Maurice Letulle, professeur agrégé à la Faculté de Médecine de Paris, médecin des hôpitaux, qui a bien voulu nous prêter l'appui de sa haute compétence ; à nos chers amis et collègues les Drs Juan C. Castillo, Manuel C. Barrios, Julian Arce, Julio Becerra, Artola, Quiroga y Mena, Florez, Fernandez Concha, qui ont eu la bonté de mettre à notre disposition plusieurs cas de leur pratique professionnelle.

Nous remercions enfin M. Baluarte, cartographe de la Société géographique de Lima, qui a exécuté avec beaucoup d'exactitude et de soin les cartes qui accompagnent ce volume.

LA

MALADIE DE CARRION

OU

VERRUGA PÉRUVIENNE (VERRUGA PERUANA)

L'histoire de la *maladie de* CARRION ou *Verruga péruvienne,* maladie originaire du Pérou, n'est pas bien connue du monde médical. Son étiologie encore douteuse, la multiplicité de ses formes, la fièvre si bizarre qui précède généralement l'éruption, en font une maladie fort intéressante et qui mérite, à tous les points de vue, d'être examinée avec une scrupuleuse attention.

Lors de la construction du merveilleux chemin de fer qui relie Lima à l'Oroya, une fièvre revêtant la plupart du temps des caractères d'une gravité extrême, décima les troupes d'ouvriers. Quelques-uns, après des malaises plus ou moins longs, présentaient à la peau une éruption qui répondait à la maladie connue vulgairement sous le nom de *verruga.*

En même temps, des cas d'impaludisme grave se développaient. Aussi, cette circonstance amena-t-elle une considérable confusion et des doutes sérieux quant à la nature de cette fièvre, qui faisait tant de ravages dans ces régions, et que, faute de mieux, on appela « *Fièvre de l'Oroya* ». Les opinions les plus diverses furent émises à l'époque au sujet de cette pyrexie. Nous en reparlerons. Il fallait arriver jusqu'à nos jours (août 1885), et au prix d'un noble sacrifice, pour démontrer d'une façon péremptoire que la fièvre de l'Oroya n'était autre chose que la fièvre de *verrugas*. CARRION, qui paya si cher son extraordinaire dévouement pour la science, en se faisant inoculer lui-même la *verruga*, mourut après avoir mis le sceau clinique à l'identité parfaite de la fièvre de l'Oroya et de la *verruga* péruvienne. La médecine nationale, frappée d'admiration devant le monument élevé à la mémoire de notre cher et héroïque camarade, baptisa dès lors la fièvre de l'Oroya du nom de *Maladie de* CARRION, nom que nous conserverons avec une pieuse reconnaissance.

Le travail que nous nous proposons d'entreprendre est très long; il comprend, en effet, toute l'histoire de cette importante maladie dont les documents sont épars çà et là. Pour mettre un peu d'ordre dans cette étude, nous la diviserons en quatre chapitres : le premier comprendra la partie *historique*; le deuxième sera en quelque sorte l'exposé *géographique* de l'affection; dans le troisième, nous décrirons la *maladie de* CARRION proprement dite ou *fièvre de l'Oroya;* dans le quatrième, enfin, nous dirons quels sont les caractères de l'*éruption des verrugas*.

I

HISTORIQUE

Lorsque les Espagnols, commandés par Pizarro, débarquèrent et prirent possession de la côte occidentale de l'Amérique du Sud, ils furent bientôt atteints par une maladie fort bizarre, tout à fait inconnue, et qui frappa fortement leur attention. Les écrivains de cette époque nous en ont laissé des récits qui répondent, sans doute aucun, à la maladie de Carrion.

Notre grand-père, qui avait des connaissances très approfondies sur tout ce qui se rapporte à l'ancienne bibliographie du Pérou, a été le premier (1) à rassembler des documents extrêmement importants sur l'historique de la verruga, que nous allons reproduire, en cherchant à leur conserver leur cachet originel.

Dans l'ouvrage sur la description des Indes Occidentales, *Antonio Herrera* dit (2) : « Les Indiens de ce pays (3) ne vivent

---

(1) Colonel Manuel Odriozola. Notas sobre la antiqua historia de las Verrugas. *Bibliothèque nationale de Lima* (inédit).

(2) Descripción de las Indias Occidentales del Cronista mayor del Rey. Antonio Herrera, vol. I, chap. xvii, f. 37, c. 2. Édition de 1730. Madrid.

(3) L'auteur veut parler de Puerto Viejo dans la province et gouvernement de *Guayaquil,* dans le royaume de *Quito ;* il confine du côté de la côte avec la population de la *Canoa,* de la province de Esmeraldas et avec les montagnes inaccessibles de *Tosagua.*

« pas longtemps et la plupart d'entre eux ont des *berrugas* (c'est
« l'ancienne orthographe) rouges sur le front, le nez et ailleurs ;
« cette affection, qui rend fort laid, est aussi fort grave et l'on
« croit qu'elle provient de manger un poisson..... » ; et ailleurs,
« il ajoute : « Ceux qui restèrent à *Quaque* (1), terre qui est près
« de la ligne équinoxiale, souffrirent beaucoup pendant sept
« mois qu'ils y séjournèrent, car il arriva que quelques-uns
« se couchaient bien portants et se levaient gonflés et d'autres
« mouraient dans la nuit ; d'autres avaient les membres fléchis
« et tardaient vingt jours à guérir ; des berrugas leur appa-
« raissaient sur les yeux et par tout le corps, avec de grandes
« douleurs. Elles produisaient une grande gêne et laideur et
« ils s'affligeaient de ne pas savoir guérir une maladie si con-
« tagieuse : ceux qui les coupaient avaient des pertes de sang
« tellement abondantes que très peu en échappèrent ; d'autres
« virent apparaître quelques-unes petites et épaisses ; on dit
« que cette maladie avait été produite par un certain poisson
« envenimé que les Indiens leur donnèrent..... ».

Ailleurs, il dit encore (2) ..... « on crut de même que le
« mal des Berrugas qui apparut à cette époque était dû à ce
« que les Indiens avaient empoisonné l'eau que buvaient les
« Castillans..... ».

En méditant cette description de Herrera on ne peut
qu'avouer qu'il s'agit bien de la verruga péruvienne. Il signale,
en effet, les endroits (front, nez) où elles apparaissent fréquemment, surtout celles de la forme mulaire. Il parle de
douleurs musculaires et articulaires et insiste sur les hémorragies dont la gravité quelquefois est bien connue.

---

(1) Quaque. Baie dans la côte de la mer du Sud, province et gouvernement de
Esmeraldas, située à deux minutes de latitude boréale, formée par la pointe du Palmar
au Sud et celle du Pedernal au Nord.

(2) *Loc. cit.* Década iv, livre VII, chap. x. Que D. Francisco Pizarro pasó á la
isla de la Puná. Fol. 45. Édition Madrid, 1726, vol. 4°.

Agustin de Zárate (1), entre autres choses, dit: .....« c'est
« une terre très chaude et malsaine ; il y a particulièrement des
« *berrugas* très irritées qui naissent sur la figure et les mem-
« bres et qui ont des racines très profondes, d'une mauvaise
« qualité, pire que les *bubas*..... ». Plus loin, il ajoute (2):
.....« quelque temps après, ils furent atteints à *Coaque* (Quaque)
« d'une maladie de *Berrugas,* à laquelle nous avons déjà fait
« allusion et qui fut si généralisée dans l'armée que fort
« peu en échappèrent ; malgré tout, le gouverneur persuada
« les soldats en leur disant que cette maladie était produite
« par la mauvaise constellation de la terre, et il continua son
« voyage avec eux jusqu'à la Province qu'ils dénommèrent
« *Puerto viejo*..... ».

Cosme Bueno (3), dans sa description géographique de la
province de Canta, dit: « les quebradas sont très malsaines ;
« on y remarque deux sortes de maladies, qu'on observe aussi
« dans d'autres provinces froides. L'une est celle de Ber-
« rugas, lesquelles, quand elles ne sortent pas à temps, cons-
« tituent une maladie bien gênante et dangereuse..... ».

On voit bien qu'à cette époque on craignait déjà la maladie
avant l'éruption, et cela nous force à croire que l'on avait
affaire, dans ces cas-là, à la fièvre grave de CARRION.

En 1889, notre confrère, le D\u02b3 *Pablo Patrón* (4), fit faire un
grand pas à l'étude bibliographique de la verruga, dans son
étude publiée dans la « Crónica Médica » de Lima.

---

(1) Historia del Perú par AGUSTIN DE ZARATE. Livre 1º, chap. IV. De la gente
que habitã debajo de la linea equinoccial y otras cosas señalados que allí hay. F. 4,
colonne 2ᵉ. Cela se trouve dans l'ouvrage traduit en partie et publié à Madrid, en
1749, par D. ANDRÉS GONZALEZ BARCIA, sous le titre de « Historiadores primitivos de
las Indias Occidentales ».

(2) *Loc. cit*. Livre 2ᵉ, F. 1ᵉʳ. De loque hicieron en la Provincia del Perú Don
Francisco de Pizarro y su gente.

(3) COSME BUENO. Descripción geográfica de la provincia de Canta, publicada en
el Conocimiento de los Tiempos y Eféméride del año 1764.

(4) La verruga de los conquistadores. Lima. 1889.

Tous les écrivains anciens cités par le Dr Patron décrivent l'éruption caractéristique et quelques symptômes, avec plus ou moins d'exactitude. Ainsi, *Pedro Pizarro* (1) dit, qu'étant arrivé avec ses compagnons à *Coaque,* il trouva beaucoup de matelas de laine de « *ceyva,* nom donné à des arbres « qui la produisent. Il arriva que quelques Espagnols qui s'y « couchaient, se réveillaient perclus ». Il rapporte ensuite qu'ils avaient des douleurs tellement fortes, qu'ils ne pouvaient pas se remuer, et, peu de temps après, ils étaient atteints d'une éruption de *berrugas,* qui calmait les douleurs. Ces *berrugas* envahissaient tout le corps, quelques-unes avaient le volume d'un œuf ; elles s'ulcéraient, saignaient et suppuraient, si bien qu'il fallait les couper et mettre des cautères sur la plaie, dans le but d'en détruire le germe. Il y en avait de très petites, semblables aux boutons de la rougeole. Pizarro dit, en outre, que quelques médecins attribuèrent la maladie à certains poissons que les Indiens de Puerto-Viejo vendaient à leurs nouveaux maîtres, dans l'espoir de se débarrasser d'eux.

On voit dans cette description une distinction très claire des deux formes principales de verrugas, la forme *miliaire* et la forme *mulaire.*

Gomara (2) s'exprime à peu près dans les mêmes termes que Pedro Pizarro. Il fait allusion au même endroit de Coaque ; mais il a, sans doute, le mérite de signaler avec plus de précision les régions du corps où siègent de préférence les verrues de grandes dimensions, par exemple les sourcils, le nez, les oreilles, etc.

Garcilazo (3) parle aussi de la verruga qui sévit parmi les troupes de Pizarro et qui atteignait la tête, la face et tout le

---

(1) Colección de Documentos inéditos para la Historia de España por Martín F. Navarrete, M. Salvá y P. Sainz de Baranda, vol. V. Madrid, 1884, pag. 212.

(2) Historia de las Indias, chap. cx (Barcia, vol. II, pag. 103).

(3) Historia general del Perú. Córdoba, 1617, livre I, chap. xv, feuill. 11.

corps; il compare quelques-unes des tumeurs à une figue:
« elles étaient pendantes, dit-il, saignaient beaucoup et
« étaient très douloureuses ».

On voit par cette description que Garcilazo avait eu affaire
à quelques tumeurs pédiculées.

Il rapporte ensuite l'observation de quelques malades qu'il
avait vus au Cuzco, mais il est très probable, comme le fait
observer très judicieusement le Dr Patron, que ces malades
n'avaient pas contracté la maladie au Cuzco, mais qu'ils
l'avaient prise ailleurs.

Il faut admettre d'une façon catégorique que toutes les descriptions qui précèdent ont trait à la verruga péruvienne ; elles
sont très claires et assez précises pour ne laisser aucun doute.

Ce qu'il y a de véritablement intéressant dans ces documents,
c'est que la verruga paraît avoir pris naissance dans des endroits situés sur le bord même de la mer, tandis qu'aujourd'hui
on ne l'y voit plus. Non seulement elle régnait à Coaque, mais
aussi bien dans les provinces de Puerto Viejo. Le Dr Patron
s'appuie sur quelques renseignements donnés par Oviedo (1)
et Cieza (2) et qui paraissent décisifs à cet égard.

Il est très regrettable qu'après les remarques faites par
tous ces auteurs, la question soit tombée dans l'oubli. Tous
ceux qui, plus tard, se sont occupés des choses du Pérou et
d'Amérique n'en disent pas un seul mot, ou ne touchent que
légèrement ce point, comme Quintana (3), Lorente (4),
Chaix (5), Cappa (6); mais ils signalent des faits la plupart du
temps erronés.

---

(1) Historia General de Indias, livre XLVI, chap. xvii, p. 221, vol. IV.

(2) Crónica del Perú, 1re partie, chap. xlvi, p. 400 (Historiadores primitivos de
las Indias, vol. II, collection de Rivadeneyra).

(3) Vidas des Españoles célebres, Francisco Pizarro, p. 315 (OEuvres complètes,
collection de Rivadeneyra).

(4) Historia de la conquista del Peru. Poissy, 1861, livre II, chap. ii, p 97 et 98.

(5) CHAIX. Histoire de l'Amérique méridionale au xvie siècle. Première partie,
Pérou, vol. II, livre V, chap. xix, p. 25.

(6) Historia del Perú. Lima, 1886, livre II, p. 4.

Cevallos (1) commet la très grave faute de confondre la verruga avec la variole.

Ici se termine la série des historiographes qui, les premiers, ont appelé l'attention sur la maladie des Andes. Quelques-uns, comme on l'a vu, ont insisté sur des particularités réelles et importantes et ont, du premier abord, compris qu'il s'agissait d'une maladie tout à fait nouvelle.

Passons maintenant en revue les écrivains modernes qui ont envisagé la question à un point de vue plus scientifique.

Le Dr *Hippolyte Unánue* (2) s'occupe, en quelques lignes, de la verruga et dit : « Les *berrugas* sont endémiques sur le haut
« des vallées voisines de cette capitale (Lima), lesquelles sont
« des fentes (quebradas) situées au pied des cordillères.
« L'après-midi, il y fait très chaud, à cause de leur profondeur
« et du défaut de ventilation, l'air s'y trouvant confiné par des
« montagnes très élevées ; le soir, il y fait très froid, à cause de
« la proximité des cordillères d'où souffle le vent du sud-
« est, ou vent des montagnes *(serranias)*. Ceux qui ne sont pas
« bien couverts et passent de la chaleur des fentes au froid de
« la *serrania*, ou s'y exposent peu couverts, sont pris de dou-
« leurs semblables aux douleurs rhumatismales et syphili-
« tiques (gálico), lesquelles, au bout d'un temps plus ou moins
« long, aboutissent à une éruption de berrugas de grandeur
« différente qui, généralement, saignent et tombent, ou qu'on
« extirpe au moyen de ligatures. Si, comme le croit un savant
« américain, (D. D. Gabriel Moreno. *An lui venereæ sublimatum
« corrosivum)* cette maladie est le germe de la *lues venerea*, l'in-
« clémence du froid sur le corps échauffé donnerait naissance
« à ce mal impur. Pour punir les ardeurs de Vénus, on ne

---

(1) Nombre indigena de las tierras de Puerto Viejo. (Cevallos, Resumen de la Historia del Ecuador, vol. VI, p. 184).

(2) Observaciones sobre el clima de Lima, 2e édit. Madrid, 1815. section III, § 34.
— Colonel Mᴀɴᴜᴇʟ Oᴅʀɪᴏᴢᴏʟᴀ. Documentos literarios del Peru, 1874, vol. VI, p. 75

« pouvait pas trouver de meilleurs remèdes que la glace et
« les neiges des Andes ».

La savant Dr Unánue, lui aussi, n'observe pas avec soin la
maladie et commet la faute grave de la confondre avec la
syphilis.

Tschudi (1) fait une description complète de la maladie et,
admettant les idées alors régnantes, il considère comme sa
cause principale les eaux nommées *eaux de verrugas*. Il insiste
aussi sur les cas très graves qui surviennent lorsque l'éruption est tardive.

En 1852, le Dr *N. Malo* (2) publia une thèse sur la verruga.
Dans ce travail il fait une description complète de la maladie
et signale les endroits intermédiaires entre la côte et les cordillères comme le berceau de la maladie, qui atteint aussi les
chevaux et les mules. Dans le chapitre traitant des causes
occasionnelles il insiste sur l'action hyposthénisante de l'agent
morbide et croit que les douleurs diverses, les hémorragies
et l'éruption elle-même ne sont que les manifestations sympto-
matiques de cette propriété dont jouit l'organisme de se débarrasser de principes morbides. Il ajoute que « la cause de la
« maladie, siégeant dans l'épaisseur de nos organes, elle semble
« se fixer plus spécialement dans les dernières ramifications ar-
« térielles, et produire dans leurs parois un certain degré d'ir-
« ritation spéciale, de caractère hypertrophique et érectile, et
« former, aux dépens des mêmes radicules artérielles, par leur
« union ou développement, ou par leur intermédiaire, des
« tumeurs de la même nature qu'elles ; ces tumeurs s'avancent
« ensuite jusqu'à la face externe de la peau, où elles souffrent
« une véritable fusion de leur trame organique, et y vont consti-
« tuer de véritables bourses sanguines qui donnent lieu, lors-
« qu'elles s'ouvrent naturellement ou qu'on le fait artificiel-
« lement, à une hémorragie ».

---

(1) La Verruga. *Anales de la Universidad du Chili*, 1852, p. 505.
(2) Voyages au Pérou, 1843.

En somme, pour Malo, les verrugas ne sont que des bourses formées aux dépens des artérioles et en communication avec elles.

Dans le chapitre consacré aux symptômes, qu'il divise en généraux et locaux, il parle d'une foule de phénomènes généraux et abdominaux, qui n'ont rien de particulier et qui sont de peu d'importance. Les douleurs, qui constituent pour lui la deuxième période, sont l'objet d'une bonne description. La troisième période est caractérisée par l'*éruption*. Il entre ici dans des appréciations fort peu justes : il croit, en effet, que les tumeurs verrugueuses apparaissent régulièrement dans les endroits où siégeaient les douleurs ; « ces tumeurs, « ajoute-t-il, sont fixées aux os et, par leur dureté et leur « solide union, semblent naître de la substance osseuse elle- « même et en avoir la même nature ».

L'évolution de la tumeur a été bien comprise et on y voit le résultat d'une patiente observation.

Parmi les terminaisons de la maladie, il signale déjà la *rétrocession* comme un indice d'une gravité extrême.

Le paragraphe qui traite de l'anatomie pathologique est absolument insuffisant.

Le chapitre du diagnostic est très défectueux : il établit des différenciations diagnostiques qui sont fausses.

Parmi les divers médicaments recommandés, il parle bien du soufre et de l'ammoniaque : il dit s'être bien trouvé de ce dernier médicament, parce qu'il contribue à provoquer les hémorragies ou à les augmenter si elles existent, car, d'après lui, plus les hémorragies sont abondantes et plus est prompte la guérison.

Malgré les nombreuses erreurs et omissions que renferme cette thèse, nous pensons qu'elle est d'un grand mérite ; il ne faudrait pas oublier en effet que c'est le premier essai fait sur la matière, et, quelque imparfait qu'il puisse être, il démontre quand même un esprit fait aux recherches cliniques ; les

erreurs et contradictions qu'on y trouve ne sont que les résultats d'une expérience encore rudimentaire sur la verruga à
cette époque.

Le Dr *Archibald Smith* (1) consacre seulement quelques
lignes à la verruga. Il dit : « les verrugas constituent une
« maladie douloureuse et on dit qu'elles naissent à *Juso* (qui
« peut être à 5,000 pieds d'élévation), provoquées par l'absorp-
« tion d'une eau claire et cristalline qui jaillit d'une roche ; à
« *Surco* aussi, village situé sur le chemin de Lima à la
« *Sierra,* à une élévation de 7,000 pieds, elles ne sont pas
« moins communes. Dans d'autres localités de l'intérieur de
« la côte, on les voit prévaloir aussi, spécialement dans le dis-
« trict de *Cajatumbo* ».

Plus tard, le Dr *Manuel Odriozola* (2), qui s'était beaucoup
attaché à cette importante étude, fit publier dans le « Medical
Times and Gazette » une partie de ses nombreuses observations. Il envisage la question à un point de vue pratique et
prouve que les verrugas peuvent non seulement naître à la
peau mais aussi sur les viscères.

Ces recherches, d'une importance capitale, placent la question sous un jour tout nouveau et jalonnent, pour ainsi dire, les
études ultérieures.

En 1858, le Dr Tomas Salazar (3), s'inspirant des travaux du
Dr Odriozola, écrit sa thèse sur la *verruga.* C'est le premier
essai clinique véritablement sérieux sur cette maladie.

Le Dr *Salazar* propose de l'appeler *Verruca andicola,* pour la
différencier de la verrue ordinaire.

Cherchant à donner une définition de la maladie, il dit
qu'elle est endémique sur le versant occidental des Andes,

---

(1) Pratical observations on the diseases of Peru. *Edin. Med. and Surg.
Journal,* 1858, n° 152, p. 9.
(2) *Medical Times and Gazette,* 1858. Travaux inédits.
(3) *Gaceta médica de Lima,* 1858, p. 161.

qu'elle est *apyrétique* et caractérisée par quatre périodes : une d'*invasion*, dans laquelle dominent les douleurs térébrantes dans les membres et dans les jointures ; une deuxième, d'*éruption*, dans laquelle apparaissent, à la peau, de petits boutons cristallins ; une troisième, dans laquelle les tumeurs deviennent rougeâtres et *saignent* ; enfin, une quatrième période, de *dessiccation*. D'autres fois, ces tumeurs apparaissent sous la forme de ganglions sous-cutanés qui, plus tard, prennent une forme pédiculée, s'ulcèrent et enfin tombent.

A cette époque, le Dᵣ Salazar, et avec lui presque tous les médecins, croyait que la maladie était apyrétique, erreur excusable alors qu'on ne connaissait pas l'emploi du thermomètre en clinique ; nous savons aujourd'hui, en effet, que, même à la période éruptive, il peut y avoir de la fièvre dans bien des cas où l'éruption se fait par étapes successives.

Dans le paragraphe sur l'étiologie, il dit que la maladie est produite par un principe spécial qui, comme tous les virus, est invisible et impalpable, et dont le véhicule ordinaire est l'eau des sources situées au pied occidental des Andes, d'après l'opinion généralement acceptée. Il place le foyer de cet agent à *Santo Oloya,* village situé sur une fente (quebrada) appartenant à la province de *Huarochiri,* qui est à l'est de Lima. Il ajoute que même les chevaux, les mules, etc., en sont atteints et que les mères peuvent la transmettre à leurs enfants pendant la vie intra-utérine.

Dans la partie relative à la symptomatologie, il admet deux formes : la forme *tuberculeuse* et la forme *globulaire.* Toutes les deux suivent dans leur évolution les périodes indiquées plus haut.

La description des tumeurs verruqueuses est remarquablement bien faite.

Le paragraphe qui traite de l'anatomie pathologique est assez restreint et dit peu de chose.

Après le diagnostic, le pronostic et le traitement, vient une série de sept observations fort instructives.

La thèse du Dr Salazar est, sans conteste, une excellente monographie de la maladie. On y voit un esprit d'observation très consciencieux et une analyse clinique de premier ordre. Nos connaissances actuelles ne se sont pas beaucoup modifiées depuis, et l'on peut dire, en toute justice, que ce travail a été le point de départ des recherches ultérieures.

En 1861, notre cher maître le Dr *Armando Velez* (1) fit une thèse sur la verruga, dans le but de déterminer sur quel tissu anatomique siège la tumeur. Il concluait que c'est le corps papillaire de la peau et des muqueuses qui est le lieu de formation des tumeurs, et il n'admettait pas qu'elles pussent se développer ailleurs. Cette observation un peu trop absolue était juste, si l'on pense que les cas d'autopsie n'étaient pas très nombreux, et qu'on n'avait pas vu, par conséquent, la répartition universelle de la verruga dans tout l'organisme.

Le Dr Velez a le mérite d'avoir, le premier, entrepris des travaux histologiques sur la verruga.

Avec les recherches du Dr Velez finit l'enthousiasme éveillé par les premières observations. Durant à peu près une dizaine d'années, il n'est plus question de cette maladie. C'est à peine si le savant *Raimondi* (2), dans son grand ouvrage sur le Pérou, parle de la *verruga,* qui l'attaqua à *Omas,* et il donne à ce propos quelques indications très sommaires.

Dounon (3), en 1871, publie des études sur la verruga ; il fait des recherches anatomo-pathologiques et conclut, avec *Cornil* et *Renaud,* qu'il s'agit là de *tumeurs sarcomateuses fibroïdes. Corre* y voit plutôt quelque chose de semblable au *mycosis fongoïde* ou *lymphadénie cutanée.*

Il fallait qu'un grand événement, tel que la construction du chemin de fer de l'Oroya, vînt remettre la question sous un

---

(1) *Gaceta médica de Lima*, 1861, vol. V, p 198.

(2) El Perú. 1874, vol. I, p. 161.

(3) Études sur la Verruga, maladie endémique dans les Andes Péruviennes. Paris, 1871.

jour tout nouveau, pour que l'étude des verrugas fît un grand
pas. Les travaux du chemin de fer de l'Oroya commencent en
1870, et, peu de temps après le bouleversement des terres, il
se produit une épidémie épouvantable et complexe. Les fièvres
paludéennes, dans toutes leurs formes, les fièvres mortelles et
les verrugas, font des ravages parmi les ouvriers. On y reconnaît des fièvres qui cèdent à l'action de la quinine, d'autres,
d'une gravité extrême, qui résistent, la plupart du temps, au
même médicament et qui tuent en peu de jours un grand nombre d'ouvriers ; on ne sait pas encore de quoi il s'agit et on
l'appelle *fièvre de l'Oroya*. Dès ce moment, la fièvre de l'Oroya
devient le sujet à l'ordre du jour, c'est le thème des conversa-
tions et des discussions scientifiques ; nous laisserons de côté
l'examen des opinions qui furent émises, nous y reviendrons
plus tard.

C'est incontestablement au Dr *Espinal*, médecin de la
« Maison de santé française » à cette époque, à qui l'on doit
la grande découverte que la fièvre de l'Oroya était bien la
fièvre avant-coureuse de l'éruption des verrugas. Dès 1872, il
soutenait cette opinion, que les faits ultérieurs ont pleinement
confirmée. Il citait comme preuve évidente le fait d'un ingénieur américain, *Wilson*, qui avait contracté la fièvre de
l'Oroya, dont il s'était sauvé par miracle, et qui, à son retour
aux États-Unis, vit apparaître une magnifique éruption de verrugas ; le cas était absolument probant.

Il en signalait d'autres semblables.

En 1875, le Dr *Pancorvo* (1) lut devant la « Société médicale » de Lima un travail sur la fièvre de l'Oroya. Dans ce
travail, qui est le premier en date publié sur la matière, le
Dr Pancorvo, rejetant l'origine paludique de cette fièvre,
admit que la cause génératrice en est dans un *méphitisme
miasmatico-putride*, dû en grande partie à l'*hydrogène sulfuré*

---

(1) *Gaceta médica*. Lima, 1875, p. 167.

qui se dégage abondamment des marais et des travaux nécessités par la construction du chemin de fer. Il affirme enfin que, la plupart du temps, la rate reste indemne, caractère essentiel d'après lui, et qui permet, de prime abord, de distinguer la fièvre de l'Oroya d'une fièvre paludique.

Le D[r] *La Puente* (1) combattit victorieusement les idées relatives à l'acide sulfhydrique.

Les Drs *Salazar, Fuentes, Barrios, Kiney* (2), soutinrent la thèse que cette fièvre était une grave évolution, un état latent et pernicieux de la verruga. Ils rejetèrent également l'idée que la rate était indemne et, à l'appui de leur opinion, ils montrèrent des autopsies, dans lesquelles ils avaient presque toujours trouvé la rate engorgée.

Le travail du Dr Pancorvo est néanmoins d'une importance majeure, si l'on tient compte que c'était le premier cas clinique de fièvre de l'Oroya publié et commenté.

Un peu avant le Dr Pancorvo, le D[r] *Ch. Tasset* (3) publia un opuscule où il traitait de la verruga. Il est certain qu'il avait vu de nombreux cas de fièvre de l'Oroya, qu'il l'appelle *fièvre intermittente pernicieuse paludéenne* ou *typhus paludéen*.

Dans un passage, il dit: « on n'observe pas les pétéchies « ni les taches scorbutiques de la fièvre jaune; mais, dans les « fièvres intermittentes paludéennes de l'Oroya, ces taches sont « remplacées par une affection équivalente, la *verrue péru-* « *vienne* ». On voit bien que Tasset croyait à la nature paludéenne de cette affection, et que, lorsque la verruga apparaissait, c'était tout simplement à titre d'épiphénomène.

« La verrue péruvienne », dit-il un peu plus loin, « ainsi « appelée parce qu'on ne l'a observée jusqu'à présent qu'au « Pérou, semble être une forme particulière de scorbut, qui

---

(1) *Gaceta médica de Lima.* 1875, p. 165.
(2) *Gaceta médica de Lima.* 1875, p. 166.
(3) Le typhus, la fièvre jaune, les fièvres pernicieuses paludéennes et la verrue péruvienne. Paris, 1872, p. 30.

« remplace souvent les pétéchies dans les fièvres de l'Oroya,
« circonstance qui n'est pas indifférente, par la raison qu'elle
« paraît en atténuer la gravité ». Il ajoute encore, plus loin :
« On ne manque pas, naturellement, d'attribuer cette maladie
« (la verruga) à la vertu de certaines eaux, dites à verrues, ce
« qui n'est guère probable. Il est pourtant assez difficile
« d'expliquer comment elle n'existe qu'au Pérou, sur le
« versant des Andes dirigé vers la mer, tandis que le goitre
« existe sur le versant situé du côté des Amazones. Au Pérou,
« pays de mines, on tranche la question en rejetant la faute
« sur certains métaux, surtout l'antimoine. Serait-elle due
« simplement aux miasmes de ces vallées ? En tout cas, elle
« semble être tout à fait indépendante de la fièvre paludéenne
« de l'endroit, puisqu'elle peut se manifester sans elle. Si elle
« la complique, ce n'est sans doute qu'en vertu de la tendance
« de l'élément intermittent à s'allier aux maladies. Et, si sa
« complication est au bénéfice du malade, ce ne peut être
« qu'en opérant sur lui une révolution favorable ».

On voit donc que Tasset a méconnu la nature de la fièvre
de l'Oroya, et, malgré la bonne description qu'il fait de la verruga elle-même, il n'arrive pas à saisir les liens qui la rattachent
à la fièvre indiquée ; il croit qu'il s'agit de quelque chose de
surajouté à la maladie et il commet la très grave faute de la
comparer au scorbut.

Thomas Hutchinson (1), dans son ouvrage sur le Pérou, consacre quelques paragraphes à la fièvre de l'Oroya et à la verruga.
Il s'étonne de la mortalité incroyable qui eut lieu et des troubles graves du foie qu'elle produisait. Il repousse l'idée
d'impaludisme, et il attache une grande importance aux changements brusques de température et aux excès alcooliques
qu'il accuse de produire la fièvre.

Il fait ensuite une légère description des verrugas, mais

______

(1) Two years in Peru, with explorations of its antiquities. 1873, vol. II, chap. xx,
p. 61.

sans s'apercevoir des liens étroits qui les unissent à la fièvre de l'Oroya.

En 1877, Puelma Tupper(1) présenta à Berlin une thèse sur la verruga péruvienne.

Ce travail est assez complet, et l'auteur a cherché à condenser toutes les questions qui se rapportent à la maladie de CARRION. Nous recommandons la lecture du paragraphe relatif à l'étiologie de la maladie; il révèle une étude attentive des endroits verrugueux, et les diverses conditions qui lui donnent naissance ont été très judicieusement discutées. Lorsqu'il traite la question de l'hérédité, l'auteur affirme qu'on n'a jamais trouvé un enfant qui soit né avec l'éruption de verrugas, malgré que la mère l'avait. Cette affirmation était peut-être vraie à cette époque, mais, aujourd'hui qu'on observe mieux les faits, la transmission placentaire de la verruga est mise absolument hors de doute (2).

Dans le paragraphe de la symptomatologie, l'auteur tombe sur cette erreur très commune de croire que le mal de gorge (dysphagie) est un phénomène fréquent de la verruga. Plus loin, nous nous efforcerons de détruire cette idée. Il ajoute que les crampes et les douleurs aux jointures ne manquent jamais, ce qui n'est pas absolument vrai, puisque quelquefois elles sont à peine marquées ou manquent tout à fait. De plus cela ne prouve rien, comme l'auteur le prétend, quant à l'époque où apparaît l'éruption.

Il soutient que l'éruption commence par les genoux et les coudes, et nous savons qu'elle débute le plus souvent par les jambes et les avant-bras.

Nous ne voulons pas faire la critique d'autres erreurs qui étaient très compréhensibles étant donné l'époque à laquelle ce travail a été publié. Mais nous tenons à déclarer que l'en-

______

(1) Verruga peruana. Berlin, 1877.
(2) Le Dr Salazar, dans sa thèse, en parle déjà d'une façon catégorique.

semble de cette thèse mérite d'être tenu en grande estime et
que l'auteur y fait preuve d'un jugement clinique très sérieux.

En 1884, le Dr *Bordier* publie son magnifique livre sur la
« Géographie Médicale » et, à la page 299, il s'occupe de la
verruga. A part quelques erreurs, que les recherches contem-
poraines sont venues corriger, et la comparaison peu juste
qu'il prétend établir entre la verruga et le bouton de Biskra,
ce chapitre est un bon résumé du bagage scientifique que
nous possédons aujourd'hui sur cette question ; son livre
porte le cachet d'originalité qui distingue tous les travaux de
ce savant médecin.

Nielly (1) rejette absolument la ressemblance que Bordier
a voulu établir entre ces deux maladies.

Sanfurgo (2), en 1885, écrit sa thèse pour la licence sur la
« verruga » et donne quelques renseignements bibliogra-
phiques.

Il divise l'évolution de la verruga en cinq périodes : *incubation, invasion, éruption, hémorragies* et *résorption* ou *élimina-
tion*.

Dans la deuxième période, ou période d'invasion, il signale
les accès de fièvre intermittente, simple ou compliquée, parfois avec de l'œdème des pieds et des jambes, et il affirme qu'il
n'a jamais vu les malades se plaindre de céphalalgie, erreur
grave, qui prouve bien que l'auteur n'a observé qu'un petit
nombre de cas de la maladie en question. La troisième période,
ou d'éruption, sur laquelle il s'étend longuement, est décrite
consciencieusement, mais il donne une autre appréciation,
fausse, lorsqu'il dit textuellement : « l'éruption de ces tumeurs
« ne s'accompagne pas de réaction fébrile ; et si, quelquefois,
« une petite élévation de température a pu être notée à n'im-

----

(1) Éléments de pathologie tropicale. Paris, 1881.
(2) Memoria de prueba para licenciado. *Revista Médica* de Chile. 1885, an **XIV**,
n° 5.

« porte quelle période, elle doit être regardée comme les
« restes de fièvres intermittentes, dégénérées à cause d'un
« traitement mal dirigé ». Une semblable affirmation, faite
dans l'année même où cette thèse a été écrite, est impardon-
nable et prouve encore une fois que l'expérience de l'auteur
est très réduite en pareille matière. La fièvre de l'Oroya lui
est totalement inconnue et il commet la lamentable erreur de
croire que la fièvre qui, *quelquefois,* d'après lui, accompagne
la verruga, n'est qu'une fièvre intermittente.

Le chapitre de l'anatomie pathologique renferme les connaissances que nous possédons sur la constitution de la tumeur,
d'après les idées de Cornil, Renaut et Dounon.

Faisant l'étude de la pathogénie et de l'étiologie de la maladie, il cite le cas d'un garçon qui aurait contracté la maladie
à Lima ; mais, depuis quarante ans que l'on travaille dans
cette région, nous ne pouvons pas dire qu'il y ait eu un seul
cas démonstratif; d'ailleurs, nous en reparlerons plus loin.

Dans le chapitre du traitement, il prétend ou laisse du
moins entrevoir qu'il a été le premier à employer l'arsenic et
l'iode ; il ajoute que ce dernier lui a donné d'excellents résultats, tant à l'intérieur qu'à l'extérieur. Nous tenons à rétablir
la chronologie des faits sur ce point et à montrer qu'il y a quarante ans que nos vieux praticiens, Rios, Macedo, Odriozola,
Villar, Olaechea, Espinal, etc., etc., ont employé l'arsenic et
l'iode, sans le moindre résultat, et dans des centaines de cas.

Sanfurgo termine son travail en rapportant quatre observations cliniques.

Arrive enfin la mémorable date du 27 août 1885, où Carrion
se fait inoculer la verruga et, trente-neuf jours après, succombe sous le coup d'une fièvre de l'Oroya typique. Cette
généreuse immolation résout cliniquement le grand problème.
Peu de temps avant sa mort, Carrion put enfin prononcer
vaillamment l'*eureka,* qu'il cherchait depuis longtemps avec
une conviction enthousiaste.

La mort héroïque de Carrion clôt la vieille discussion relative à la fièvre de l'Oroya et est en même temps le signal de nombreuses et importantes révélations. Dès lors, un champ vaste et fructueux s'offre à l'étude de la verruga.

Notre intelligent collègue, le Dr Avendaño (1), dans une brillante dissertation faite peu de jours après la mort de Carrion, traite la question de la fièvre de l'Oroya et de la verruga, et, dans des paragraphes pleins d'érudition, trace l'histoire abrégée, mais complète, des deux maladies ou, pour mieux dire, des deux formes de la même maladie. Il finit son intéressante étude par les conclusions suivantes :

1° La verruga doit être regardée comme une *maladie zymotique*, appartenant au groupe des telluriques, à côté de la malaria, du « choléra, de la fièvre jaune, etc. ; et, comme telle, « on doit accepter, par analogie, l'existence d'un micro-orga- « nisme spécial qui serait sa cause génératrice » ;

« 2° Elle est inoculable, c'est-à-dire transmissible d'homme « à homme, sans que l'on puisse encore affirmer qu'elle est « contagieuse » ;

« 3° L'état morbide connu de nos praticiens sous le nom « impropre de *Fièvre de l'Oroya,* n'est pas une entité patholo- « gique distincte, mais bien la période fébrile qui précède, « dans les cas graves, l'éruption de la dermatose, laquelle « n'arrive jamais à apparaître, parce que la mort survient « comme conséquence du trouble profond qu'éprouve l'orga- « nisme, de la désorganisation complète du sang, sur lequel « le germe producteur de la maladie exerce son action prin- « cipale ».

Le Dr *Vicente Izquierdo* (2) publia, en 1885, dans les *Archives d'Anatomie pathologique de Virchow, vol.* 99, une étude de la verruga, surtout au point de vue de l'histologie pathologique

---

(1) *Crónica médica*. Lima, 1885. p. 396.
(2) *Crónica médica*. Lima, 1885, p. 469.

et de la bactériologie. — L'étude histologique de la tumeur a été faite en détail et contient des renseignements de grande valeur ; nous en dirons autant de l'examen bactériologique ; seulement, les conclusions qu'il veut établir nous semblent un peu prématurées, car, jusqu'à présent, on n'a pas fait les inoculations fructueuses qui, seules, pourraient entraîner la conviction. En outre, l'examen bactériologique n'a pas été fait dans les conditions exigées par la rigueur scientifique. Ses observations ont porté sur des verrugas qui avaient été extirpées sans aucune précaution et qui demeuraient depuis longtemps dans l'alcool. On voit bien par là que nous sommes autorisés à mettre en grande réserve ses conclusions.

En 1886, à l'occasion de l'anniversaire de la mort de CARRION, le Dr *David Matto* (1) lut un discours devant la Société *Union Fernandina*.

Il croit indéniable que la verruga a existé depuis les temps les plus reculés dans les fentes (quebradas) par où le Rimac suit son cours, et il est tout aussi sûr qu'elle a été connue des anciens habitants du Pérou, car il y a le mot indigène *Kceepo* (2) pour désigner la verruga de l'Oroya, très différent de l'expression *quechua ticti,* qui sert à désigner les petites hypertrophies de la peau ou verrues ordinaires.

Un historique assez complet se trouve en tête de ce travail dans lequel le Dr David Matto analyse les diverses hypothèses qui se disputaient l'origine ou la nature vraie de la fièvre de l'Oroya.

Il conclut que l'expérience de CARRION a démontré : 1° l'*inoculabilité de la verruga ;* 2° l'*unité étiologique de celle-ci et de la fièvre de l'Oroya.*

Dans la même séance de la *Société Union Fernandina,* notre ancien camarade, le Dr *Mariano Alcedan* (3), prononça un

---

(1) *Crónica médica*. Lima 1886. p. 377.
(2) *Crónica médica*. Lima, 1886, p. 381.
(3) RAIMONDI. El Perú. 1874, vol. 1, p. 217.

superbe et émouvant discours sur la maladie de CARRION.
C'est en effet Alcedan qui reçut tout entier l'héritage scientifique de CARRION et qui transcrivit avec sa biographie les
idées que défendait l'illustre martyr touchant la fièvre de
l'Oroya et la verruga. Alcedan lut l'histoire de la maladie de
CARRION écrite par lui-même, à peu près jusqu'à la veille de sa
mort, et les nombreux épisodes de sa courte maladie sont la
preuve solennelle des qualités extraordinaires qui ornaient
cette grande âme. Nous en reparlerons plus tard (voyez fièvre
de l'Oroya).

Le Dr *Carlo Cucca* (1) publia dans le « Morgagni » une étude
qui renferme des considérations générales sur la fièvre de
l'Oroya et fit en même temps l'historique de tout ce qui se
rapporte à CARRION. Le Dr Cucca donne quelques appréciations
dénuées de fondement ; il a sans doute été très mal informé
sur cette question (2).

Lors du deuxième anniversaire de la mort de CARRION, le
Dr *Larrea y Quezada* (3) lut, devant la *Société Union Fernandina*, un travail sur la verruga. L'auteur décrit les particularités
relatives à la fièvre de l'Oroya. Il produit deux observations
de verrugas avec analyse des urines et touche en passant la
question bactériologique. Il montre des cultures faites par le
Dr Florez, dans lesquelles il a trouvé des *coccus* formant des
chaînettes de dimensions variables.

En 1888, le Dr *José A. de los Rios* (4) prononça le discours
du troisième anniversaire de la mort de CARRION et s'efforça,
au moyen de documents scientifiques, de démontrer la parfaite
innocuité de l'*eau de verrugas*.

Le Dr *Ricardo Quiroga y Mena* (5) a publié, en 1889, une lu-

-----

(1) Il Morgagni. Octobre 1886.
(2) Voyez *Crónica médica*. Lima, 1887, p. 143.
(3) *Crónica médica*. Lima, 1887, p. 391.
(4) *Crónica médica*. Lima, 1888, p. 376.
(5) *Crónica médica*. Lima, 1889, p. 229.

mineuse étude sur la maladie de CARRION. Il présente trois observations fort intéressantes de verruga, qui s'éloignent du type commun quant aux accidents qui l'accompagnent ; mais, nulle part l'étude du Dr Quiroga y Meña n'acquiert plus d'importance que lorsqu'il fait connaître les accidents encéphaliques pouvant apparaître dans l'évolution de la verruga ; c'est un côté tout nouveau de la symptomatologie de l'affection, et qui élargit d'autant plus son cadre nosologique.

Dans la même année, notre ami et distingué confrère le Dr *Julian Arce* (1) fit devant la *Société Union Fernandina* une conférence magistrale sur la maladie de CARRION proprement dite, ou fièvre de l'Oroya. C'est le premier travail véritablement sérieux sur cette fièvre, fondé sur des observations consciencieusement suivies, auquel nous aurons à nous reporter lorsque nous entrerons dans l'analyse de cette intéressante question.

En 1890, le Dr *Damaso D. Antunez* (2) présenta devant la Faculté de Médecine une thèse sur la maladie de CARRION. La description de la fièvre de l'Oroya et celle de l'éruption verrugueuse elle-même sont bien faites, mais l'auteur a oublié de consigner les travaux histologiques et bactériologiques qui sont de rigueur dans un travail d'ensemble de cette nature.

Le Dr *Gonzalez Olaechea* (3) a décrit, en 1890, un cas de *verruga infectieuse viscérale* du plus grand intérêt ; le malade qui est le sujet de son observation succomba à une fièvre de l'Oroya : à l'autopsie, on trouva dans les poumons, les reins, le cerveau, etc., des verrugas qui, pendant la vie, avaient déterminé des symptômes pulmonaires (hémoptysies), cérébraux (épilepsie), etc.

Le Dr *Alfredo Leon* (4) a essayé le bromure de potassium et

(1) *Crónica médica*. Lima, 1889, n° 70, p. 229 ; n° 71, p. 242.
(2) *Crónica médica*. Lima, 1890, p. 290.
(3) *Crónica médica*. Lima, 1890, p. 324.
(4) *Crónica médica*. Lima, 1891, p. 93.

la *Buttneria cordata* dans un cas de verruga ; mais ce seul cas est, comme le dit d'ailleurs Leon, tout à fait insuffisant pour en conclure quelque chose.

M. *Bello* (1) a rapporté un exemple très curieux qui s'est développé dans notre service de l'hôpital « Dos de Mayo » et que nous reproduirons *in extenso*.

Le Dr *Beaumanoir* (2) a publié un travail d'ensemble sur la maladie de CARRION. C'est une excellente monographie, qui résume tous les travaux faits jusqu'à présent par les médecins péruviens.

La révélation que le Dr Beaumanoir nous fait, sur un cas de verruga qu'il aurait observé à la Réunion, en 1885, est d'une importance capitale, et il serait à désirer que les recherches se poursuivissent dans la même voie (3).

Nous avons tenu à parfaire cette longue et fatigante revue, dans le but de montrer l'état actuel de la question. De cette façon, on pourra mieux apprécier l'importance des divers travaux, en ayant sous les yeux la marche pénible et laborieuse qu'a dû suivre l'étude de la maladie de CARRION. Sans être taxé d'exagération, nous pouvons dire que cette étude laisse encore beaucoup à désirer. Il y a des points qui sont encore aujourd'hui de véritables problèmes. Heureusement, l'exploit inouï de CARRION nous a légué un riche filon que tous nos compatriotes s'empressent d'utiliser avec enthousiasme et opiniâtreté, et nous pouvons dire que ce mémorable exemple d'abnégation, admiré par tous et religieusement vénéré, sera le point de départ de nouvelles conquêtes dignes de notre illustre camarade.

---

(1) *Crónica médica*. Lima, 1893.

(2) *Archives de médecine navale*, 1891.

(3) Dans le chapitre du diagnostic, nous aurons affaire au *yaws* ou *pian* et discuterons sa parenté avec la verruga.

BIBLIOGRAPHIE

Garcilazo. Historia general del Perú (Córdova, 1617. Libro I, cap. xv, foj. 11). = Herrera. Decada Quarta. Libro VII, cap. ix, p. 444 ; cap. x, p. 145, 2ª edicion. Madrid, 1730. = Barcia. Historia de las Indias, 1794, t. II, cap. cx, p. 103 ; t. III, libro I, cap. iv, p. 4 y libro II, cap. i, p. 18. = Unanue. Clima de Lima. Madrid, 1815. = Tschudi. Viages al Perú, 1843. = Martin F. Navarrete, M. Salva y P. Sainz. Collección de documentos ineditos para la historia de España. Madrid, 1844, t. V, p. 212. = Malo. La Verruga peruana, 1852. Chile (Santiago). = Odriozola. Medical Times and Gazette. September 1858. = Salazar. Gaceta Médica de Lima, 1858, p. 161. = Smith. Edin. Med. and Surg. Journal, 1858, p. 9. = Velez. Gaceta Médica de Lima, 1861, p. 198. = Lorente. Historia de la conquista del Perú. Poissy, 1861, libro II, cap. ii, p. 97 y 98. = Chaix. Histoire de l'Amérique méridionale au xvi⁰ siècle, 1ʳᵉ partie, Pérou, vol. II, livre V, chap. xix, p. 25. = Quintana. Vidas de españoles celebres, Francisco Pizarro, p. 315 (colección Rivadeneyra). = Rivadeneyra. Colección 1862. = Douxon. Études sur la verruga, maladie endémique dans les Andes Péruviennes. Paris, 1871. = Cosme Bueno. Documentos literarios del Perú del coronel Manuel Odriozola. 1872, t. III, p. 21. = Le Roy de Méricourt. Arch. Méd. navale, vol II, p. 191-194. = Rochard. Étude synthétique sur les maladies endémiques. Arch. Méd. navale, vol. XV, p. 257. = Tasset. Le typhus, la fièvre jaune, les fièvres intermittentes pernicieuses paludéennes, la verrue péruvienne. 1872, p. 30. = Hutchinson. Two years in Perú. 1873, vol. II, chap. xx, p. 61. = Raimondi. El Perú. 1874, vol. I, p. 161. = Pancorvo. Gaceta Médica de Lima,

1875, p. 167. = La Puente. *Gaceta Médica de Lima,* 1875, p. 165. = Barrios, Fuentes, Kiney, Salazar. *Gaceta Medica de Lima,* 1875, p. 166. = Bourse. Quelques mots sur la Verruga. *Arch. de Méd. navale,* 1876, XXV. = Puelma Tupper. La Verruga peruana. Berlin, 1879. = Hirsch. *Handbuch der historisch-geographischen Pathologie,* 2 Aufl., 2 Abth., p. 78. Stuttgart, 1883. = Bordier. Géographie médicale, 1884, p. 299. = Lombard. Les climats des montagnes. = Sanfurgo. Memoria de prueba de licenciado. *Revista médica de Chile.* Año XIV, n° 5, 1885. = Izquierdo. *Archiv. anat. patol.* Virchow, 1885, t. 99. = Nielly. Éléments de pathologie tropicale. Paris, 1881. = Avendaño. *Crónica Médica,* 1885, p. 396. = Cucca. Il Morgagni. Octobre 1886. = Matto. *Crónica Médica,* 1886, p. 377. = Rey. *Arch. Méd. navale,* mai 1886. = Alcedán. *Crónica Médica,* 1886, p. 381. = Larrea y Quezada. *Crónica Médica,* 1887, p. 391. = Cappa. Hist. del Perú. 1886, libro II, p. 4. = Roux. Maladies des pays chauds. 1888, vol. III. Voyez *Vian* ou *Jaros.* = Rios. *Crónica Médica,* 1888, p. 376. = Quiroga y Mena. *Crónica Médica,* 1889, p. 229. = Arce. *Crónica Médica,* 1889, p. 233. = D'Ornellas. *Dict. encyclop. Sc. méd.,* art. Verruga. = Antunez. *Crónica Médica,* 1890, p. 290. = Gonzalez Olaechea. *Crónica Médica,* 1890, p. 324. = Cevallos. Hist. del Ecuador, 1889. = Leon. *Crónica Médica,* 1891, p. 93. = Beaumanoir. *Arch. méd. navale,* 1891. = Bello. *Crónica Médica,* 1893, p. 227. = Varodi. Th. de Lima. 1894. = Ramirez del Villar. Uber die Verruga peruana. Th. de Berlin, 1895. = De Brun. Maladies des pays chauds. 1895. = Mimbela. La curva térmica de la Enfermedad de Carrion. *Crónica Médica,* novembre 1897, n° 213.

II

DISTRIBUTION GÉOGRAPHIQUE DE LA MALADIE DE CARRION
OU VERRUGA PÉRUVIENNE

Avant d'aborder l'étude géographique de la maladie de
CARRION, il nous paraît indispensable d'entrer dans certains dé-
veloppements relatifs à la géographie générale du Pérou, afin
de bien se rendre compte de la situation des endroits à verrugas
et des conditions qui président à la germination de cette singulière maladie. Ce préambule est d'autant plus nécessaire
que, jusqu'à présent, on n'a rien publié qui soit susceptible
d'adaptation à un pareil travail.

Il faut tout d'abord que nous cherchions à élucider un point
fort important, celui de savoir si la maladie de CARRION est une
maladie originaire du Pérou, ou si on la trouve ailleurs.

Nous avons vu, au chapitre de l'historique, que les Espagnols, à l'époque de leurs expéditions dans les contrées de
Puerto Viejo et pendant leur séjour de sept mois à *Quaque,*
furent atteints de verrugas. Or, *Puerto Viejo* était un district
de la province et gouvernement de *Guayaquil,* un des sept qui
formaient le royaume de *Quito*; ce district avait une étendue
de 24 lieues de longueur sur 18 de largeur et était très
riche, d'une fertilité prodigieuse. *Quaque* était une baie (1),
dans la province et gouvernement de *Esmeraldas,* formée

---

(1) ALCEDO. Dictionnaire géographique et historique des Indes occidentales, 1786.

par le cap ou pointe du *Palmar* au sud et celui du *Pedernal* au
nord ; sa situation géographique était à 2 minutes de latitude
boréale, sur une petite rivière qui porte encore aujourd'hui
son nom et qui coule dans une *quebrada* allant à peu près jusqu'à la mer ; aujourd'hui, cette zone appartient à la province de
Manabi (Équateur).

Il est donc évident que la maladie de CARRION occupait
autrefois toutes ces régions jusqu'à la mer, et il est très probable que ses domaines s'étendaient bien plus loin encore.

La verruga aurait donc sévi dans une immense zone, longtemps avant la conquête, et il est facile de comprendre les
grands ravages qu'elle a dû faire parmi les Incas.

Mais, existe-elle encore dans ces endroits ? Nous croyons
que non, car nous n'en avons jamais entendu parler. Les médecins équatoriens et les médecins péruviens qui ont séjourné
longtemps à Guayaquil sont tout à fait ignorants sur ce point.

Quelles ont donc été les causes qui ont agi pour restreindre
à un tel point la maladie en question ? C'est assurément une
question très difficile à résoudre. Ce n'est pas que les conditions de ces contrées soient changées au point de vue clima-
térique et géologique, ou que l'hygiène l'ait fait disparaître,
tant s'en faut. Serait-ce peut-être que les habitants ont peu à
peu abandonné ces régions pour s'en préserver ? Il n'en est
rien. La seule hypothèse quelque peu admissible serait que
la verruga a commencé à diminuer aussitôt que les Espagnols importèrent du vieux monde les germes d'autres maladies, tels que ceux de la variole, de la grippe, de la rougeole,
de la scarlatine, etc. ; l'influence de ces maladies aurait été
décisive, repoussant la verruga peu à peu vers ses canton-
nements actuels.

D'un autre côté, le Dr Beaumanoir (1) prétend que, dans l'île
de la Réunion, il aurait observé un cas de verruga, en 1885.

____

(1) *Arch. de méd. nav.*, 1891.

Cela n'est nullement impossible, mais, jusqu'à plus ample informé, nous mettons le fait en doute.

On peut donc en conclure que la maladie de Carrion n'existe aujourd'hui qu'au Pérou et seulement au Pérou.

Nous ne voulons pas discuter ici le diagnostic différential de cette affection avec le *pian* (1), qui est, pour nous, une maladie absolument distincte, et que quelques auteurs cherchent à englober, avec la verruga, en une seule et même maladie.

Le Pérou est un grand territoire de 1,560,000 kilomètres carrés, s'étendant depuis le 3° jusqu'au 19° degré de latitude sud et compris entre les méridiens 72° et 84° à l'ouest de Paris. Ce territoire est parcouru, du sud au nord, par une immense chaîne de montagnes, les *cordillères des Andes,* chaîne qui, à son entrée, se divise en deux chaînes secondaires, l'une occidentale, l'autre orientale, qui entourent de tous côtés le lac *Titicaca.* Ces chaînes se rejoignent au *Cuzco,* où elles forment un premier *nœud,* au delà duquel elles se divisent encore, pour se rejoindre de nouveau au *Cerro de Pasco,* constituant ainsi un deuxième nœud d'où se détachent trois autres chaînes secondaires dites : *orientale, centrale* et *occidentale,* qui se dirigent, toutes les trois, vers le nord. La première se perd dans la région de la montagne, les deux autres continuent leur course vers l'équateur. On remarque en outre, entre les degrés 8° et 10° (département de Ancachs), la *cordillère noire,* ramification plus voisine de la côte, qui s'avance parallèlement à la chaîne occidentale, ou *cordillère blanche,* en formant avec elle une large et belle vallée nommée *Callejon de Huaylas* (couloir de Huaylas), dont nous aurons à reparler plus loin.

---

(1) Voyez le paragraphe du diagnostic.

Les cordillères des Andes divisent naturellement le Pérou
en trois régions: la *côte,* s'étendant entre les cordillères et
l'océan, ayant une largeur de 100 à 150 kilomètres ; la *Sierra,*
zone comprise entre les versants des cordillères *:* elle est
étroite au nord et s'élargit au centre et au sud jusqu'à 200 kilomètres ; enfin la *montagne,* région qui est à l'est des cordillères.

La *côte* est formée par une série de déserts sablonneux,
entrecoupés par des vallées fertiles, sur les bords des rivières
descendant des Andes. Ces rivières, généralement à sec et
d'un parcours peu étendu, deviennent torrentielles à l'époque
des pluies. Le climat de la côte est ordinairement chaud ; il y
pleut très peu, excepté au nord.

La *Sierra* est fort accidentée, ayant de nombreuses chaînes
de montagnes et des contreforts qui vont d'un côté et d'autre.
Les eaux y sont très abondantes au commencement de l'année ;
le climat est tempéré dans les vallées, chaud dans les *quebradas* et froid sur les plateaux appelés *punas.*

La région de la *montagne* comprend d'immenses zones, couvertes de bois près des grands fleuves. La chaleur y est constante et les pluies y sont très abondantes.

Au point de vue hydrographique, le Pérou peut être divisé en trois zones ; celle du *Pacifique,* qui comprend tous
les cours d'eau descendant des Andes et débouchant dans
l'océan ; celle de l'*Amazone,* qui réunit toutes les eaux
du versant oriental des Andes, et enfin la zone du *Titicaca* ;
comprenant tous les cours d'eau qui naissent dans la partie méridionale de la cordillère située autour de ce lac, et qui
y débouchent.

Il y a 18 départements au Pérou, une province *constitution-
nelle* et une province *littorale.*

La maladie de CARRION occupe à peine trois départements,
savoir : une étroite zone du département de la *Libertad,* le
département de *Ancachs,* et enfin celui de *Lima.* Nous mettons

sous les yeux du lecteur une carte géographique du Pérou
où sont marqués en rouge les endroits à verrugas.

La maladie de Carrion n'existe que dans la région de la
côte, le long des cours d'eau, et plus spécialement dans ces
vallées étroites et profondes, espèces de fentes entre montagnes, connues du nom de *quebradas*. Mais il ne faudrait pas
croire qu'elle accompagne ces rivières dans tout leur parcours : tout à fait à la côte, elle est inconnue et commence seulement à apparaître à une distance de 28, 40 et 60 kilomètres
du bord de la mer.

DÉPARTEMENT DE ANCACHS[1].

Pour bien donner une idée de la distribution de la maladie
de Carrion, nous allons faire une étude des deux départements où elle est endémique : celui de *Ancachs* et celui de
Lima.

Le département de Ancachs est limité au nord par le département de la *Libertad* dont il est séparé par le fleuve *Santa,*
par celui de *Chuquicara* ou *Tablachaca,* par la cordillère de
Pelagatos et la *quebrada* de *Uchupampa* ; du côté de l'est, il
touche une partie du département de la Libertad, les provinces de *Huamalies* et *Dos de Mayo,* le département de *Hua-
nuco* et une partie du département de Junin, limité par le fleuve
Marañon et la *cordillère blanche* et par une ramification de la
même chaîne qui se termine vers ce dernier fleuve, entre les
villages de *Singa* et *Rapayan.* Vers le sud, le fleuve *Huáura,*
qui descend de la cordillère blanche, le sépare des départements de Lima et de Junin. Enfin, vers l'ouest, il a pour limites

---

(1) Raimondi. Ancachs y sus riquezas minerales. Lima, 1873.

une partie de la province de Chancay, le département de Lima et l'océan Pacifique.

Le département de Ancachs comprend sept provinces : *Huaraz, Huaylas, Santa, Pallasca, Pomabamba, Huari* et *Cajatambo*.

A l'exception de la province de Santa, qui est sur les bords de l'Océan, les autres se trouvent sur un terrain excessivement montagneux, dû à deux grandes cordillères qui traversent parallèlement le département du sud au nord. L'une, dite cordillère *blanche*, est située à l'est et forme la ligne de partage des eaux du Pacifique et de celles qui vont à l'Amazone ; l'autre, connue sous le nom de cordillère *noire*, est plus près de la côte et forme avec la précédente le *Callejon de Huaylas*. C'est de la cordillère noire que l'on peut dominer le magnifique panorama qu'offrent les montagnes des Andes, couvertes de neiges perpétuelles, changeant suivant les différents effets de la lumière du soleil et de l'état de l'atmosphère, et passant en quelques minutes du calme le plus pur aux ténèbres les plus épaisses. C'est pendant l'époque des pluies, c'est-à-dire du mois d'octobre au mois de mai, qu'ont lieu ces changements. Alors, le ciel est clair et limpide le matin, de sorte que la crête des montagnes, formée par le sommet des pics tout blancs, produit le contraste le plus grandiose sur le fond bleu du ciel ; mais plus tard, les nuages s'élèvent, tombent ensuite sur les montagnes et finissent par les envelopper d'un épais voile ; le ciel devient tout grisâtre, l'atmosphère sombre, et tout l'ensemble prend un aspect triste, terrifiant même.

C'est de cette même chaîne ou cordillère blanche, que l'on voit se détacher des pics gigantesques, rivalisant avec le Chimborazo, tels que le *Huandoy,* près de *Caraz,* de 6,428 mètres de hauteur ; le *Huascan,* près de *Yungay,* immense plateau surmonté de deux pics dépassant en hauteur le Chimborazo : l'un, celui qui est le plus au nord, mesure 6,668 mètres, et l'autre, situé au sud, atteint 6,781 mètres ; le *Hualcan,* près de Carhuaz, a 6,081 mètres.

Sur cette chaîne, le niveau des neiges perpétuelles est plus bas que dans n'importe quel autre point du Pérou. Elles ont pour limites le passage de *Tambillo,* entre *Recuay* et *Huari,* à 4,690 mètres au-dessus du niveau de la mer, et le passage de *Yangunaco,* près de *Yungay,* à 4,800 mètres, tandis que dans tous les autres points du Pérou le niveau des neiges perpétuelles, sur la cordillère occidentale, dépasse toujours 5,000 mètres.

Cordillière noire. — La cordillère noire naît de la cordillère blanche (province de Cajatambo) avec laquelle elle se confond près de la lacune de *Conococha,* source du fleuve de *Huaraz.* Elle se dirige vers le nord, en formant le côté gauche du *callejon de Huaylas.* A la hauteur de Huaylas et de *Macate,* elle se divise en plusieurs ramifications qui se réunissent à la cordillère blanche, à la hauteur de *Corongo* et *Huandoval.* De la cordillère noire descendent des branches qui vont vers la côte et qui divisent les *quebradas* naissant de la même chaîne.

Dans cette cordillère, et sur presque toute sa longueur, on observe des éruptions de roches dioritiques, qui ont introduit sous les terrains sédimentaires d'abondants minerais de plomb et de cuivre argentifères.

Ces mêmes roches dioritiques, on les voit dans la cordillère blanche; mais, généralement, elles n'atteignent pas jusqu'à la crête, où l'on trouve plutôt les roches trachitiques et granitoïdes.

Fleuves. — Une foule de fleuves baignent ce département, dont les uns descendent sur le versant de la cordillère noire et sont tributaires de l'Atlantique, par l'intermédiaire du Marañon; d'autres prennent leur origine sur le versant occidental et portent leurs eaux vers le Pacifique.

Il y en a deux qui méritent une mention spéciale : le *Marañon,* dans la région transandine, et le fleuve *Huaraz,* qui baigne le *callejon* de Huaylas, dans la région cisandine, et se jette dans le Pacifique, sous le nom de fleuve de *Santa.*

Ce dernier, le seul qui nous intéresse, est le même qui

passe par Huaraz ; il a un parcours de 60 lieues et naît de la lacune de Conococha, à 3,944 mètres au-dessus du niveau de la mer. Ce fleuve reçoit des affluents de l'un et de l'autre côté. Il suit son cours vers le N.-N.-O. entre les deux cordillères blanche et noire, passe par les villages de Recuay, Huaráz, Carhuaz, Yungay et Caraz, et côtoie le beau *callejon* de Huaylas ; il coupe ensuite la cordillère noire, se faisant un passage au travers d'une gorge profonde et étroite jusqu'à la ferme de *Taquilpon*, où il reçoit les eaux de son plus grand affluent, qui est le *Chuquicara* ou *Tablachaca*, qui naît de la cordillère blanche de *Conchucos* et *Pelagatos* et passe près des villages de *Cabana*, *Tauca* et *Llapo*. A partir de ce point, il prend le nom de *Santa* et arrive dans le Pacifique, près du village du même nom.

Le fleuve principal de Huaraz reçoit aussi de nombreux affluents qui arrosent les nombreux villages situés à sa droite ou à sa gauche.

Les autres cours d'eau sont ceux de *Pativilca, Barranca* et ceux de *Huáura* et *Supe*. Il y en a encore d'autres, comme la *Fortaleza, Huarmey, Casma* et *Ñepeña*. Il suffira de jeter un coup d'œil sur la carte du département, pour se faire une idée des particularités relatives à ces fleuves.

La région de la côte, sablonneuse, est interrompue, de distance en distance, par des *quebradas*, sortes de fentes formées par des montagnes plus ou moins élevées ; de petits cours d'eau coulent au fond de ces étroites vallées. Les roches dominantes sont le granit et la siénite.

Le terrain du département de Ancachs étant très accidenté, les chemins sont mauvais, excepté ceux de la côte et le chemin principal qui parcourt le *callejon* de Huaylas.

Le chemin du *callejon* de Huaylas, exception faite de certains endroits, peut être envisagé comme bon et est un des plus pittoresques du Pérou, parce qu'il parcourt un pays très peuplé et d'une végétation luxuriante. Ce chemin longe à

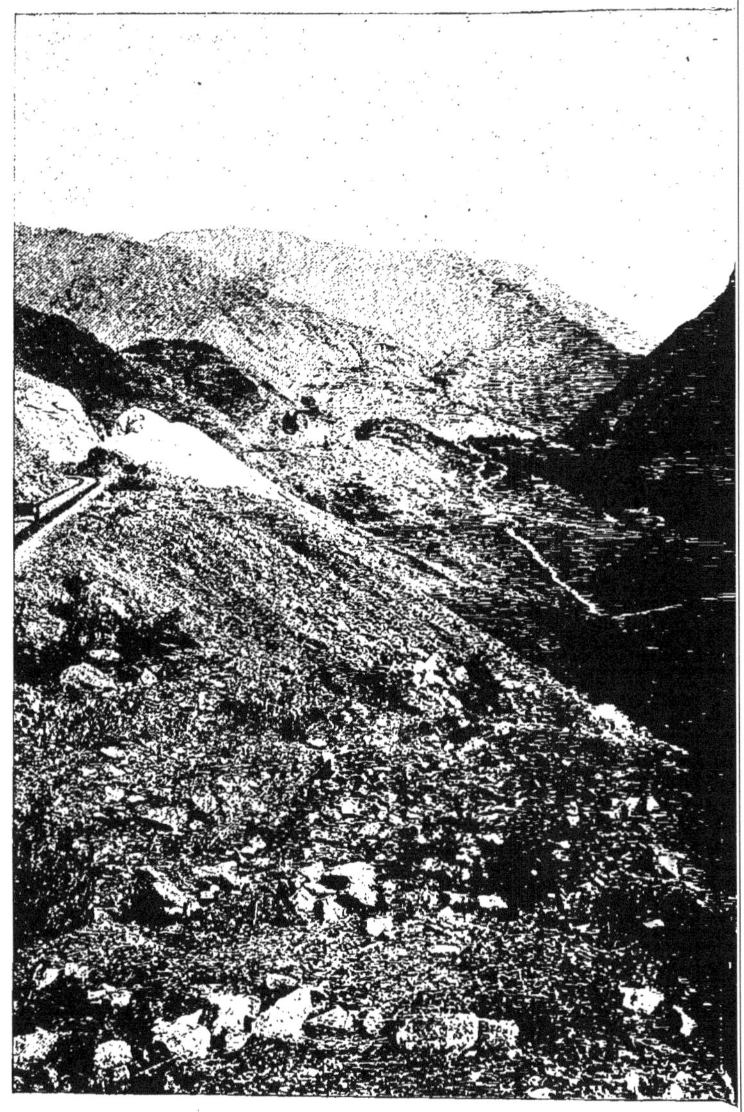

SAN BAR[...]

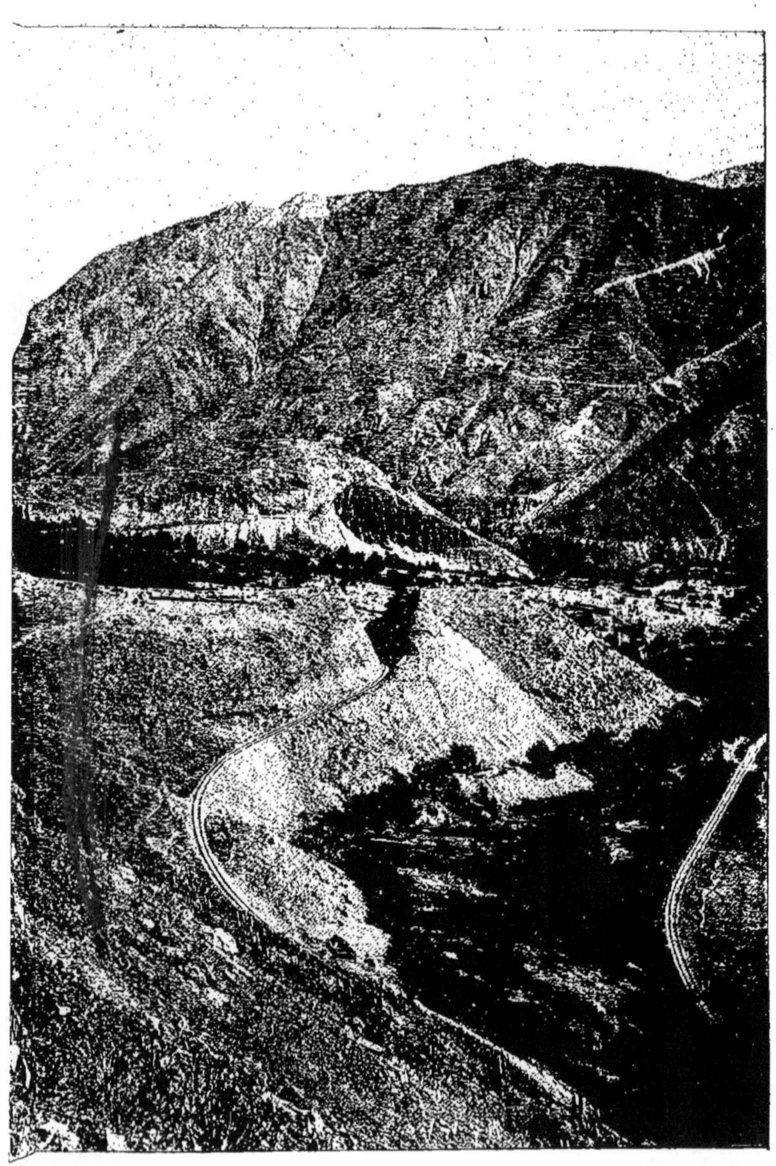

Imp. Durand.

SAN BARTOLOMÉ

CARRÉ C. NAUD, ÉDITEURS

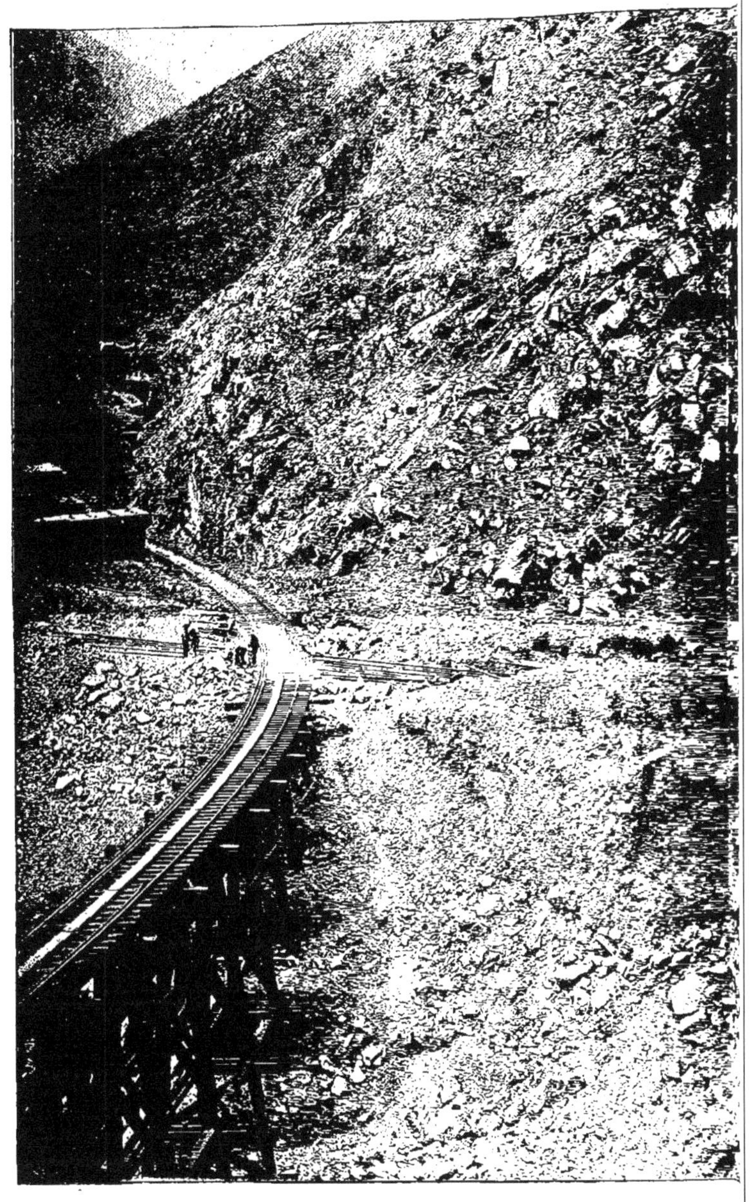

PONT DE LA ESPERANZA DANS L[

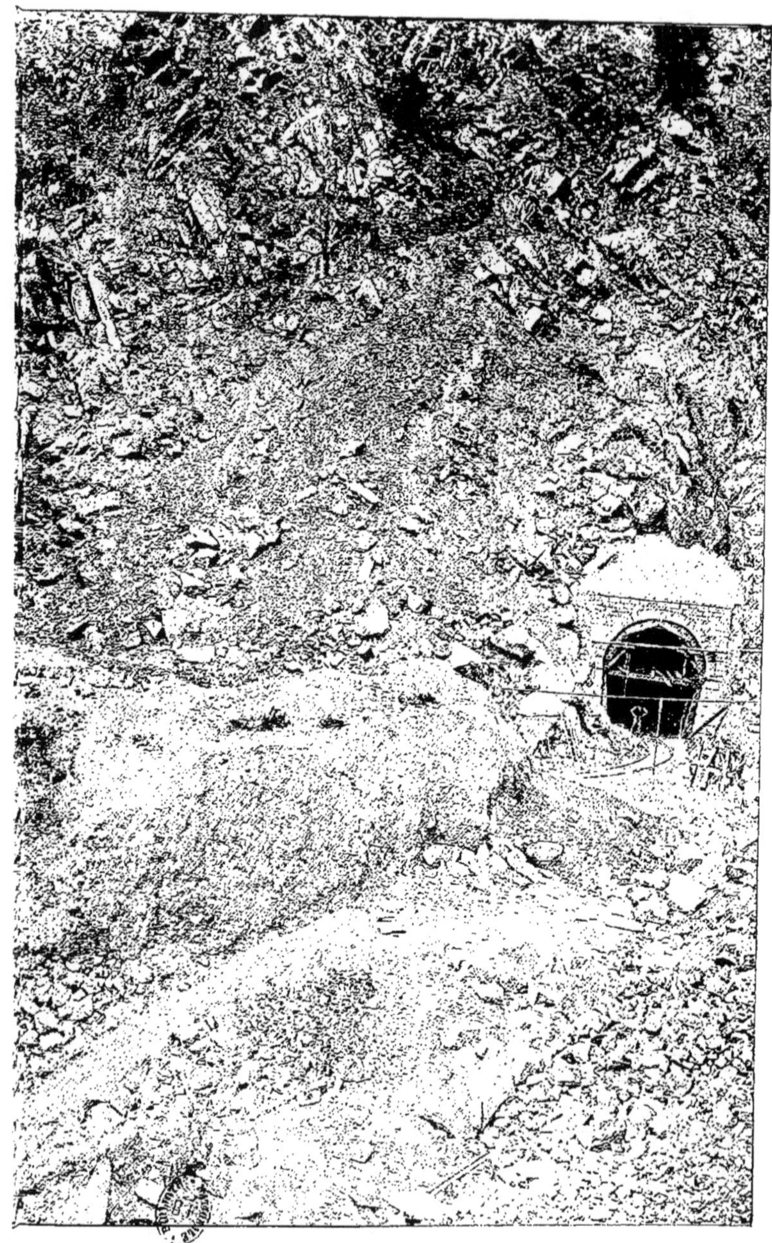

Imp. Durand.

…E CHEMIN DE FER DE LA OROYA

…C. NAUD, ÉDITEURS

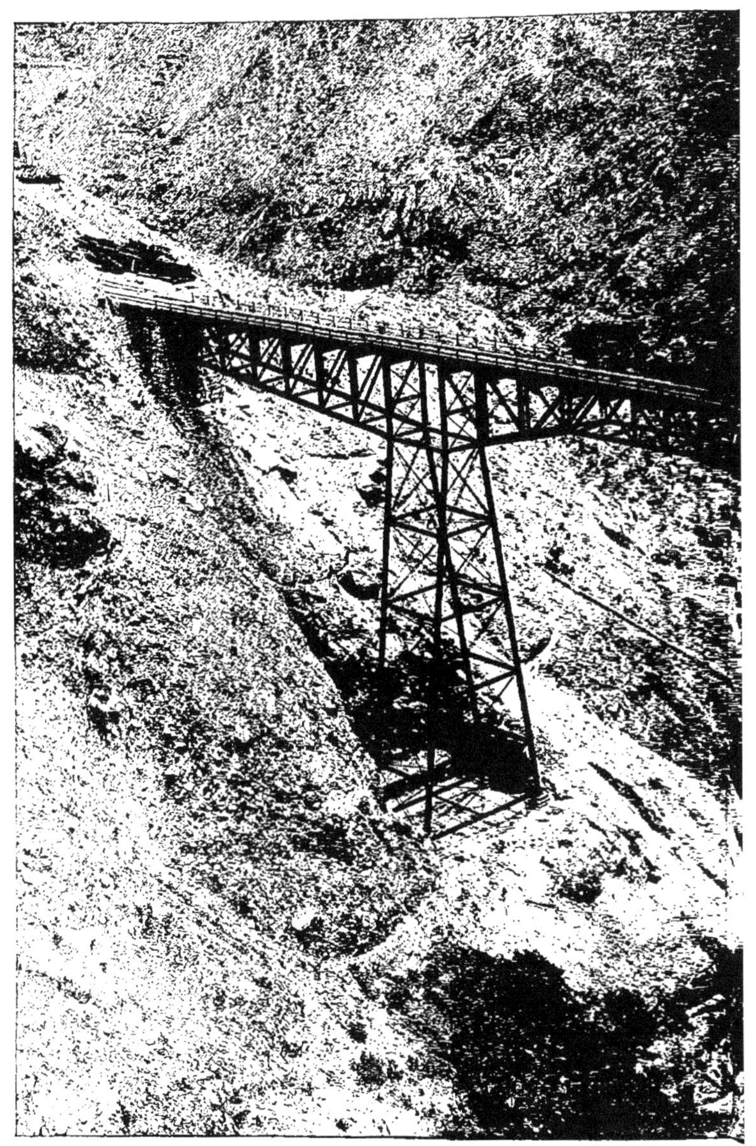

PONT DE V[...

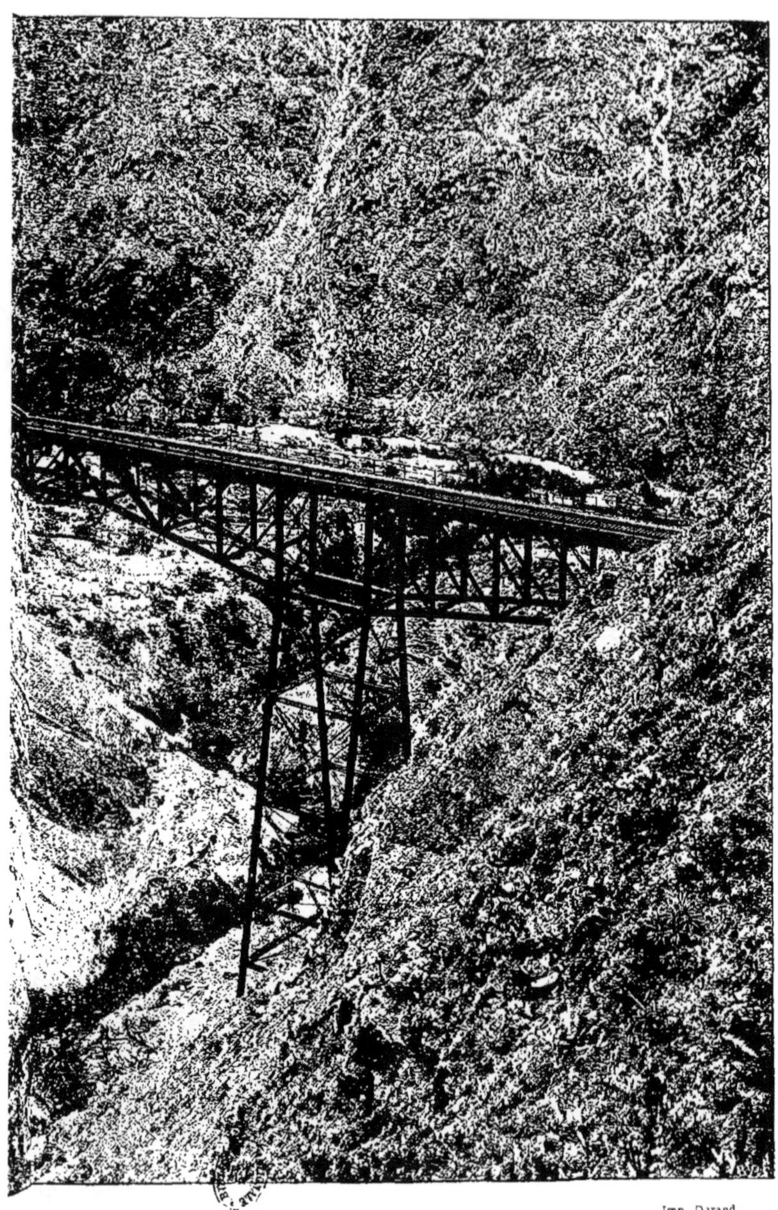

Imp. Durand.

PT DE VERRUGAS

G. NAUD, ÉDITEURS.

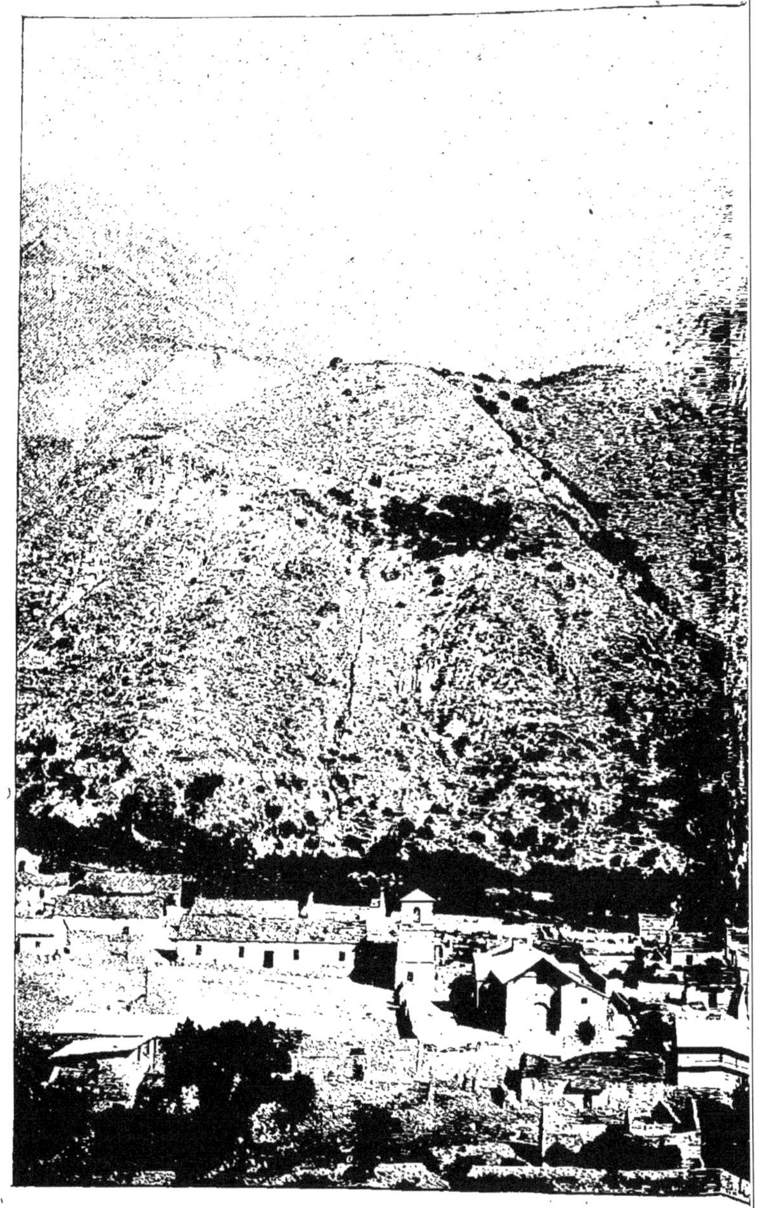

GEORGES CARRÉ & C.ᵢₑ

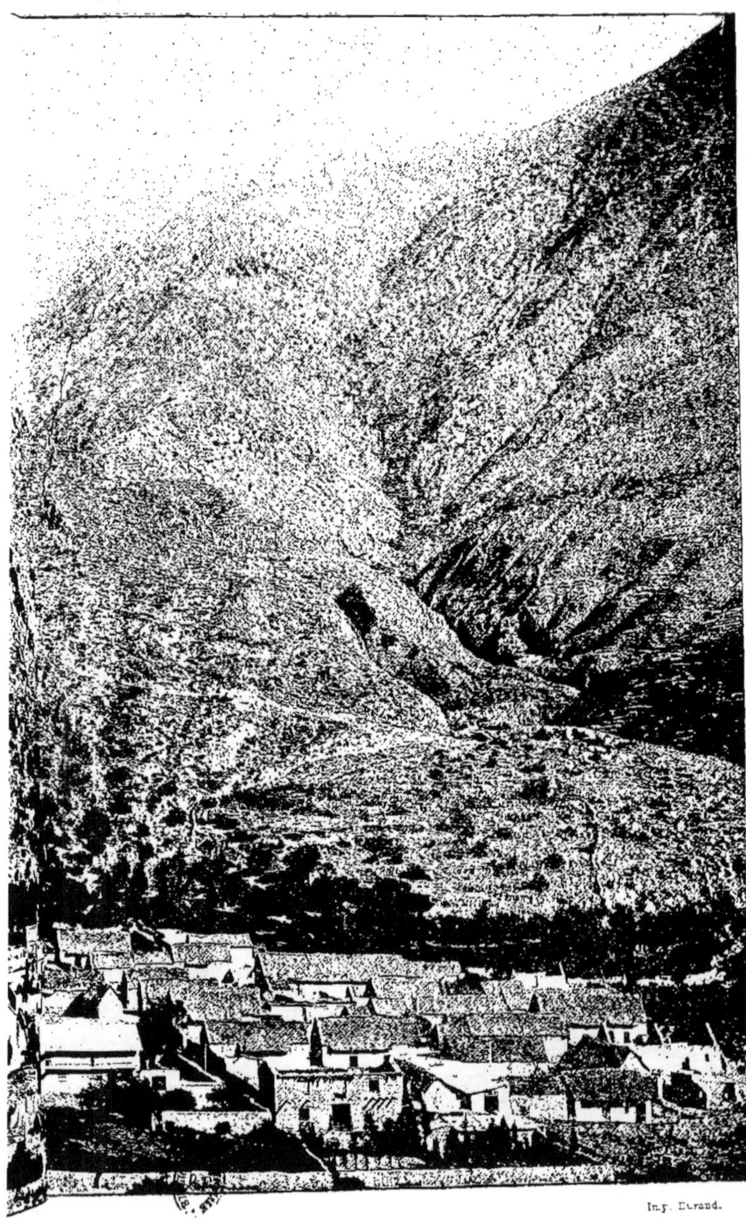

RCO

ES CARR C. NAUD, ÉDITEURS.

courte distance le fleuve de Huaraz et passe par les principales agglomérations, telles que celles de Huaraz, Recuay, Carhuaz, Jungay et Caraz. Sans trop s'élever, on peut passer presque insensiblement de la région chaude, où l'on cultive la canne à sucre, à la région froide ou *puna,* où la végétation est réduite à quelques graminées qui servent de pâturage. Le chemin de fer de *Chimbote* à Huaráz suit le *callejon.*

Tous les autres chemins sont très tortueux et ne sont, pour ainsi dire, que des défilés étroits où les mules seules peuvent passer.

Dans le département de Ancachs les terrains sédimentaires commencent à 8 ou 10 lieues de la mer et sont formés par une terre sablonneuse et argileuse, laquelle, d'après le savant Raimondi, paraît appartenir à la *formation jurassique* et aux terrains supérieurs du *Trias.*

Il y a une relation étroite entre les terrains de la cordillère noire et ceux de la cordillère blanche, car, malgré les profondes perturbations produites par les soulèvements de roches dioritiques, la direction et l'inclinaison générales des couches sédimentaires de la cordillère noire se font dans le même sens que celles de la cordillère blanche, c'est-à-dire que les terrains de sédiment du versant oriental de la cordillère noire ne s'appuient pas sur le sommet de cette chaîne, mais bien sur la cordillère blanche. Cette disposition démontre, comme le dit Raimondi, qu'autrefois ces deux cordillères ne formaient qu'une seule chaîne.

Si l'on observe le versant des deux cordillères qui forment le *callejon de Huaylas,* et surtout le versant oriental de la cordillère noire, on ne tarde pas à découvrir des dépôts de terrains d'alluvion qui font reconnaître clairement que la grande *quebrada* enfermée entre les deux cordillères doit son origine à l'action de l'eau. On voit, en effet, tout le long du *callejon* de Huaylas, les traces évidentes d'anciens lacs, dont les eaux étaient contenues par des barrières de roches résistantes.

Mais, l'action de l'eau se continuant indéfiniment, celle-ci parvint à rompre ses digues naturelles, laissant à sec les régions environnantes, à l'exception des petites plaines qui forment aujourd'hui de vertes campagnes autour des villages ou des pâturages qui nourrissent de nombreux troupeaux.

Tout cela fait voir que la grande *quebrada* du *callejon* de Huaylas n'est que l'œuvre du temps, qu'elle est due à l'érosion continuelle de l'eau, et cela fait comprendre aussi que ces deux cordillères constituaient autrefois une seule et immense chaîne.

Si nous parcourons maintenant toutes les autres *quebradas* où règne la maladie de CARRION, nous constatons toujours au fond le terrain d'alluvion que nous avons trouvé au *callejon* de Huaylas.

Le département de Ancachs est un des plus riches du Pérou ; on y trouve les productions les plus variées des trois règnes de la nature.

Les productions minérales sont très abondantes et variées : il y a des mines d'or, d'argent, de cuivre, de plomb, d'étain, de molybdène, d'antimoine, de fer et de charbon de terre en quantité, de grands gisements de sel gemme et de nombreuses eaux minérales (sulfureuses, ferrugineuses, magnésiennes, sodiques, etc.). Ces eaux minérales, parmi lesquelles on trouve beaucoup d'eaux thermales, abondent dans le callejon de Huaylas ; ce qui prouve une activité volcanique actuelle, activité surtout manifeste dans la cordillère blanche, car c'est sur ses flancs qu'on les trouve particulièrement.

Les productions animales sont aussi très nombreuses ; le gros bétail et les bêtes à laine y abondent. Les bêtes indigènes du Pérou, comme le *Llama*, la *Vigogne*, l'*Alpaga*, le *Guanaco*, sont très rares. Parmi les animaux sauvages, on y voit l'*ursus ornatus*, les lions du Pérou (felix puma) et les *canis azarae*, le *mephitis furcata*, le *didelphis azarae* et la *mustela agilis*.

Le département de Ancachs s'étendant depuis la mer jusqu'au fleuve *Marañon*, on comprend bien qu'il possède les climats les plus variés.

Sur les côtes on cultive le riz, le coton, la vigne, la canne
à sucre, le *manihot aipi,* la patate, diverses variétés de
bananes ; on y voit peu d'arbres, seulement quelques saules,
acacias et *prosopis.* Dans les quebradas, la végétation est bien
plus active et variée : on y trouve surtout des arbustes comme
la *tessaria legitima,* la *myrsine manglilla,* différentes espèces
de *Baccaris,* d'*acgnistus* (aggregatus), de *Jussioea (peruviana* et
limensis), de *mikania (variabilis),* de *senecio* (scandens), etc.

A la *Sierra,* on cultive abondamment le maïs, le blé, l'orge ;
son climat plus tempéré se prête mieux à la production du
medicago sativa et de beaucoup de fourrages naturels formés
par diverses graminées ; de la pomme de terre, de l'*arracacha
esculenta,* de l'*ullucus tuberosus,* de l'*oxalis tuberosa* et de plusieurs légumes. Les arbres y sont représentés par le *schinus
molle,* l'*alnus acuminata,* la *coulteria tinctoria,* le *cerasus capuli,*
le *kageneckia glutinosa,* etc. Dans la partie la plus froide de la
Sierra on trouve le *sambucus peruvianus,* le *budleja incana,* le
polylepis racemosa. Dans certaines quebradas on voit des arbres
comme le *quirca, Huellahs, Weimannia, escallonia* (resi-
nosa), etc.

Enfin, près du Marañon on cultive le café, la coca ; on y
trouve le Bombyx (discolor), la *Jatropha gossypifolia* et *urens,*
le *cercidium ceriferum.*

Zones à verrugas du département de Ancachs.

Pour mettre un peu d'ordre dans notre exposé, étudions par
provinces les endroits où la maladie de CARRION est endémique.

La province de Huaraz, qui est la partie centrale du département, a un climat chaud dans la région qui touche la province
de Santa ; les autres provinces jouissent d'un climat tempéré :
seules quelques populations situées à une grande élévation
et les fermes de bétail, dans la région de la *puna,* ont un climat
froid.

Il est excessivement curieux de voir dans cette province bien des villages, tous situés dans le *callejon* de Huaylas, dont les uns sont sujets à la verruga, tandis que d'autres, placés à peu près dans les mêmes conditions, en sont indemnes. Il suffit de jeter un coup d'œil sur la carte du département pour se convaincre de cette variété. Et cela ne se borne pas seulement au département de Ancachs : cette loi domine un peu partout la distribution générale de la maladie de Carrion. Mais il est vrai de dire que d'ordinaire cette maladie choisit les *quebradas* profondes, un peu étroites, mal ventilées, où par conséquent la chaleur est suffocante et la végétation plus ou moins développée. Les cours d'eau qui arrosent ces *quebradas* y entretiennent une végétation luxuriante ; leurs débordements fréquents, qui laissent après eux des dépôts épais et des détritus de toutes sortes, sont cause de fermentations ininterrompues, origine de fièvres paludéennes, compagnes presque inséparables de la maladie de Carrion, avec laquelle elles ont peut-être une origine commune.

A deux ou trois kilomètres de Huaraz, chef-lieu du département, et à 3,027 mètres au-dessus de la mer, commence la zone de verrugas, à un endroit nommé *Pongor*.

A 13 kilomètres de Huaraz, sur la rive gauche du fleuve, se trouve le village de *Jangas,* de 3,000 habitants, et à plus de 2,700 mètres d'altitude. Dans ce village et à *Anta* sur la même rive, à 4 kilomètres plus loin, la maladie de Carrion sévit constamment.

Dans le district de *Aija,* sur une *quebrada* de la rivière *Huarmey,* existe aussi la verruga.

Pariacoto, petit village à 1,328 mètres au-dessus de la mer, établit la limite entre la côte et la *sierra* ; à Pariacoto, en effet, il y a parfois des pluies pareilles à celles de la sierra. Cependant la banane, la *yuca* (manihot aipi) et les arbres fruitiers y poussent assez bien, ce qui démontre que le climat est encore tropical. Ce village se trouve sur le chemin de Casma à Huaraz, sur la rive droite de la rivière Casma, et sur la grande *quebrada* qui commence à *Yautan* et s'étend presque jusqu'à la cordillère noire, embrassant une étendue de 5o kilomètres (fig. 1). La maladie de CARRION sévit dans toute cette *quebrada,* où se trouvent quelques fermes, comme *Rurasca, Chacchan, Llanca* (à 2,700 mètres au-dessus de la mer), *Huangra, Tirac* et *Yupash.*

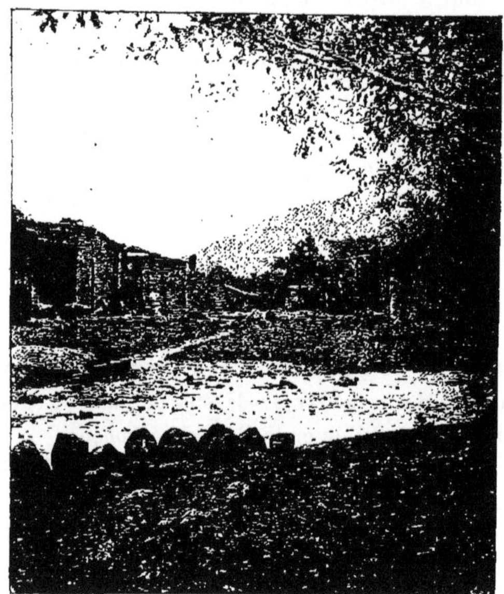

Fig. 1. — Yautan.

Province de Huaylas. — La province de Huaylas, comme celle de Huaraz, possède tous les climats, depuis le climat tropical de la côte jusqu'à celui de la cordillère blanche ; néanmoins, comme une grande partie de cette province se trouve dans la même *quebrada* du fleuve de Huaraz, mais plus bas, ses principaux villages ont un climat plus tempéré que ceux de la province de Huaylas.

C'est à cette partie du département de Ancachs que l'on donne communément le nom de *callejon* de Huaylas.

Parmi les populations où règne la maladie de CARRION, nous pouvons citer: *Caraz,* de 6,000 habitants, sur une belle plaine à 2,237 mètres de hauteur; le climat y est tempéré, mais un peu inégal. Les fièvres intermittentes y sont aussi endémiques et parfois fort graves.

Huaylas, à 22 kilomètres de Caraz, est le terme du fameux *callejon* dont nous avons tant de fois parlé; elle siège non pas sur le plan de la *quebrada* principale, comme les villages précédents, mais sur un plateau quelque peu incliné, à plus de 5^{km}5oo du fleuve et à 2,787 mètres d'élévation. La campagne de Huaylas, d'une fertilité proverbiale, est enfermée dans une série de montagnes en amphithéâtre. Malgré tout, la maladie de Carrion y est endémique.

Province de Santa. — Cette province, située tout à fait à la côte, a un aspect tout différent des précédentes. Elle a la forme d'une bande de 200 kilomètres de longueur sur 45 de largeur, couverte d'une aride couche de sable et croisée de distance en distance par de petites vallées, pauvrement arrosées, mais que la végétation fait ressembler à de véritables oasis au milieu du désert.

La province de Santa a un climat tropical particulier, propre à la côte du Pérou; les grandes pluies de la sierra y sont inconnues. Quand il pleut dans cette région, il tombe de petites gouttes fines nommées *garuas.* La saison des pluies ne dure que 3 mois: juin, août et septembre; il n'y a pas d'orages.

Les cours d'eau dans cette province sont insignifiants, excepté le fleuve Santa grossi des eaux du Tablachaca.

Parmi les populations de cette province où sévit la maladie de CARRION, nous ne pouvons citer que les habitants de *Yautan,* petit village situé sur un terrain sablonneux, près de quelques montagnes arides, sur la rive droite de la *quebrada* principale et à gauche d'une petite rivière affluente de la rivière Casma.

Ce village est à 28 kilomètres de Casma ; dans les environs on cultive la vigne dans les fermes de *Maschmin, Potao* et *Cachipampa,* où la verruga est endémique.

Province de Pallasca. — La province de Pallasca est la plus petite de toutes celles du département. Le terrain de cette province est très irrégulier et présente les climats les plus variés, depuis le froid glacial de la cordillère jusqu'à la chaleur suffocante que l'on éprouve dans les profondes *quebradas* baignées par le fleuve du *Callejon,* par le *Chuquicara* ou *Tablachaca* et par le *Marañon*.

Corongo, petit village de 2,600 habitants, établi sur une belle plaine, à 3,215 mètres d'élévation, et divisé par un petit cours d'eau, est intéressant parce qu'on y trouve la maladie de CARRION malgré l'altitude très considérable. Son climat est tempéré, quoique un peu froid.

Près de Corongo, au pied d'une pente, sont les fermes de *Ninabamba* et *Pacatqui,* où l'on cultive la canne à sucre et des arbres fruitiers. Ces fermes occupent une étendue de trois lieues. Dans cette zone règne une fièvre maligne qui attaque surtout les personnes nouvellement arrivées de la côte. Cette fièvre n'est autre que la *fièvre grave de* CARRION ou de la *Oroya.* La *quebrada* où se trouvent ces fermes est très profonde et peu ventilée ; la chaleur y est excessivement intense, suffocante au point de produire un certain embarras de la respiration. Couverte de végétation, on y trouve tous les fruits de la côte. Dans cette zone la verruga sévit avec intensité.

Le village de *Pallasca* est à 12 lieues de Corongo et se trouve comme à cheval sur une colline, à 3,159 mètres d'altitude, dominant la *quebrada* du fleuve Tablachaca. Cette quebrada, qui descend de la cordillère noire et s'étend entre cette province et celle de *Huamachuco* est remarquable au point de vue de la verruga, surtout dans les fermes de *Tablachaca* et *Chuquicara,* appartenant aux districts de *Pallasca* et *Cabana.* Les habitants de ces endroits ont la prétention de guérir la maladie avec un végétal qu'ils appellent *San Jacinto* et *Caballero* (Saint-Hyacinte et Chevalier), mais il n'en est rien. Cette quebrada, comme celle de Corongo, est profonde, chaude, et couverte de végétation ; les fièvres paludéennes y règnent aussi.

Province de Cajatambo. — Cette province est très étendue; la cordillère noire n'y existe plus et la blanche s'y renforce, en formant une espèce de nœud d'où se détachent de nombreuses ramifications donnant lieu à un véritable labyrinthe de *quebradas*.

Cajatambo, chef-lieu de la province, sur une petite plaine à 3,350 mètres, est situé sur la rive gauche d'un petit cours d'eau qui descend de la cordillère; protégé contre les vents froids par les montagnes qui l'entourent, ce village jouit d'un climat tempéré (4,000 habitants).

Dans toute les petites quebradas qui entourent ce village on trouve la verruga.

Cochas, petit village situé à 406 mètres de hauteur, se trouve dans la *quebrada* de *Huaylillas,* étroite, profonde, et formée par deux grandes ramifications de la cordillère blanche allant du sud au nord, depuis la petite ferme de Huaylillas, située à 12 kilomètres de Cochas, jusqu'à la partie la plus élevée de la même cordillère. Cette quebrada prend son nom du village de *Huaylillas* et est importante parce qu'elle donne naissance à la maladie de CARRION. Cependant, à Cochas la maladie est relativement rare: c'est à Huaylillas qu'elle commence véritablement.

On voit donc par cet exposé que la verruga occupe dans ce département des zones assez limitées, étant donnée l'étendue de territoire qu'il comprend.

On peut dire que le *Callejon* de Huaylas en est la seule portion quelque peu considérable.

La hauteur des endroits où règne la maladie oscille entre 406 mètres (Cochas) et 3,350 mètres (Cajatambo); leur distance de la mer varie entre 28 et 100 kilomètres.

En parcourant les divers endroits où la maladie de CARRION est à l'état endémique, on remarque, comme nous l'avons déjà dit, que tous sont situés dans des *quebradas,* la plupart du temps profondes, plus ou moins étroites et mal ventilées, où la végétation est exubérante et la chaleur très intense. Cela nous conduit à entrer dans certaines considérations d'une importance capitale.

Le point dénommé *Pongor,* à 2 ou 3 kilomètres de Huaraz, et les villages de Pallasca, Corongo et Cajatambo, dépassent tous 3,000 mètres d'altitude. Est-il vrai que la verruga y soit endémique? Pour Pongor, situé en plein *Callejon* de Huaylas, le fait n'est pas discutable. Mais nous faisons des réserves quant aux trois autres. Remarquez bien en effet que Pallasca est situé à 3,159 mètres, sur une colline élevée; Corongo est à 3,215 mètres, au milieu d'une belle plaine, et Cajatambo à 3,350 mètres, dans une situation identique. Ces villages dominent les *quebradas* qui en partent et ils jouissent d'une bonne ventilation et d'un climat tempéré. Toutes ces quebradas sont à une hauteur bien moins considérable que les villages auxquels elles appartiennent. Que la maladie de CARRION existe dans ces *quebradas,* c'est un fait parfaitement incontestable. Nous n'en dirons pas autant des villages correspondants, car ils sont tous situés dans de bonnes conditions de ventilation, au-dessus des *quebradas,* circonstance peu favorable au développement de la maladie.

Que la verruga ait par hasard sévi dans ces villages, cela ne prouve rien, parce que les personnes qui s'y rendent sont obligées de passer par les *quebradas* où la maladie est endémique, et c'est justement cette circonstance qui est cause des difficultés auxquelles se heurte le désir que l'on éprouve de tirer des conclusions catégoriques de ces données contradictoires. Sans mettre, néanmoins, en doute la possibilité pour la maladie de CARRION de germer à ces grandes hauteurs, nous n'en avons pas de preuves convaincantes.

En définitive, et jusqu'à nouvel ordre, je conclus que la

maladie de Carrion atteint à peine 3,000 mètres de hauteur
dans le département de Ancachs.

DÉPARTEMENT DE LIMA.

Le département de Lima, de 1,976 lieues carrées de superficie, est limité au nord par le département de *Ancachs,* à l'est
par celui de *Junin* et par une petite portion du département de
Huancavelica; au sud par ceux de *Ica* et *Huancavelica,* et à
l'ouest par l'Océan.

Il diffère du département de Ancachs que nous venons
d'étudier en ce qu'il ne possède que deux zones : la *côte* et la
sierra ; la cordillère sert en effet de limite entre ce département et ceux de Junin et de Huancavelica.

Le département de Lima comprend six provinces : *Chancay, Canta, Lima, Huarochiri, Yauyos* et *Cañete.*

La constitution de ces deux zones est à peu de chose près
égale à celle des mêmes zones dans toute l'étendue du territoire péruvien. Cependant, malgré les données que nous avons
déjà signalées, nous allons nous arrêter un peu plus à cette
description. Nous saisirons mieux les particularités relatives à
ces deux zones si nous faisons un voyage depuis le littoral
jusqu'à la cordillère.

La côte, aride et sablonneuse, a un climat chaud. La température moyenne y est de 20° à 25° (le minimum et le maximum sont 15° et 35°). La chaleur néanmoins n'est pas trop
forte, grâce aux nuages, à des courants océaniques polaires
et à des vents presque constants du sud-ouest. Les pluies
nommées garuas y sont très rares et très fines ; elles commencent vers le mois de juin et durent jusqu'au mois de septembre. Plusieurs rivières, dont nous nous occuperons plus
loin, interrompent les déserts de la côte, où elles forment des
vallées fertiles.

Presque toute l'année, la zone de la côte est nue, exposée à un soleil torride : c'est à peine si l'on y trouve çà et là quelques chardons (argemone mexicana), quelques *tillandsia* et cactus. L'hiver arrive et avec lui les brouillards propres à cette saison et qui rafraîchissent la terre : la vie renaît alors ; les plaines et les collines surtout, appelées *lomas,* se couvrent de verdure, où dominent la *papita de San Juan* (begonia geranii folia), avec ses pétales blancs et rouges, l'*amancae* (ismene amancaes) aux grands calices jaunes, l'héliotrope péruvien aux épis corymbiformes d'un violet pâle et d'un parfum exquis, quelques espèces de piper, entre autres le *crystallinum,* et enfin quelques graminées et composées inférieures.

Dans les vallées, constamment arrosées, la végétation est constante, mais pas très robuste, si on la compare à celle des tropiques en général. On voit, répandus partout dans ces vallées, les *guarangos* (acacia punctata) ; en bien moins grand nombre les aulnes, les *palillos* (campomanesia cornifolia) et le *molle* (schinus molle) d'un parfum agréable ; des arbres fruitiers, des orangers, des avocatiers, des poiriers, des pommiers, des pêchers, des oliviers, des grenadillers, des cachimentiers, des *lucumos* (lucuma obovata). Sur les bords des cours d'eau abondent le *pajaro bobo* (tessaria legitima), le *chilco* (baccharis fevillei), les solanées comme le *floripondio* (datura arborea) et le *chamico* (datura stramonium), des verbenacées, des légumineuses, comme le genêt (genista spartium), et maints échantillons des diverses familles végétales, comme les *buenas tardes* (mirabilis jalapa), la *yerba de la maestranza* (lantana camara), la *higuerilla* (ricinus communis), etc., etc.

Parmi les plantes cultivées abondent la canne à sucre, le maïs, beaucoup de variétés de tubercules farineux, tels que la *yuca* (manihot aipi), la pomme de terre, le *camote* (batatas edulis) ; les fourrages, comme la luzerne et le *maizillo* (paspalum purpureum).

Il faut dire cependant que cette végétation n'est ni belle ni abondante, même dans les vallées, car il y manque l'humidité nécessaire pour que les arbres surtout puissent se plaire dans ces sables secs et arides, sous les vents desséchants des mers tropicales et sous un ciel presque constamment limpide.

Cette végétation occupe la zone de la mer pour ainsi dire. Au fur et à mesure qu'on s'en éloigne, les conditions changent; aussi, pour s'accommoder à ces variations de plus en plus prononcées, les plantes se modifient-elles avec une surprenante régularité. Les plantes délicates cèdent la place à d'autres plus grossières, la *nicotiana paniculata* est remplacée par la *rustica,* la *tillandsia purpurea* par l'*usnoïdes.* Plus on monte et plus deviennent rares les plantes tropicales, à tel point que, vers 1,000 à 1,200 mètres au-dessus de la mer, les végétations des deux zones se balancent d'une manière à peu près égale. Le cactus est l'arbre qui domine à ces hauteurs, où il est représenté par plusieurs espèces, dont la plus commune est le *peruvianum.*

Si nous continuons toujours à monter, nous voyons diminuer de plus en plus les plantes tropicales. La canne à sucre disparaît. On voit alors les plantes des zones tempérées: le pommier, le pêcher, la vigne produisent d'excellents fruits, entre 2,000 et 2,400 mètres de hauteur. Dans cette portion de la côte on trouve le sureau du Pérou (sambucus peruvianus), le *quinuar* (polylepsis racemosa) avec ses grands feuillages, le *quisuar* (budleia incana), la pomme de terre, l'*ulluco* (ullucus tuberosus), tubercule plus petit que le précédent, rond, aqueux, d'une douceur agréable, et qui, exposé au soleil et au froid pendant quelques jours, se conserve d'une année à l'autre; la *oca* (oxalis crenata), très douce lorsqu'elle a été séchée, la *massua* (tropœolum tuberosum), etc.

Au pied des montagnes couvertes de neiges le thermomètre monte jusqu'à 35°; les changements de température sont subits et violents. Néanmoins l'air est très pur, sans brouillards ni nuages. Il ne pleut que pendant trois mois de l'année. Sur les grands plateaux la chaleur et le froid ne sont

jamais très forts. La température moyenne est de 10° pendant
le jour, 7° pendant la nuit (le maximum et le minimum sont
+ 11° et —2°). Dans la région des neiges perpétuelles la température oscille, selon l'heure, le vent et les saisons, entre + 2°
et — 6°.

De 2,500 à 4,000 mètres, les arbres et les arbustes diminuent, et c'est à peine si l'on voit le *mito* (carica integrifolia)
qui croît faible, défaillant; par contre, on trouve que la
luzerne, l'orge, l'*ychu* (stipa ichu) y prospèrent assez bien.
Bientôt ces mêmes végétaux deviennent de plus en plus rares
et, entre 4 et 5,000 mètres, ils font place à la *chuquiraga spinosa*
et *macrophylla,* et aux *tola* (baccharis), mais le froid de ces
hauteurs imprime à ces végétaux un cachet de tristesse et un
aspect maladif ; seulement la fleur de la *pluma* (lupinus), avec
ses vives couleurs, rappelle la vivacité et la vigueur des
plantes tropicales. A ces grandes hauteurs, les végétaux se
couvrent d'une matière résineuse qui les garantit contre la
puissante évaporation qui se produit dans un air raréfié.

Aux dernières limites, on ne trouve que le *pulluaga* (culcilium nivale) tout velu pour s'abriter du froid et la *huamanripa*
(cryptochaete andicola) dont les fleurs s'ouvrent dans la
neige.

A 5,000 mètres les plantes phanérogames disparaissent,
pour faire place aux cryptogames ; on n'y voit que des lichens
secs, coriacés, chargés de fer et d'autres sels.

Si nous descendons de ces hauteurs, nous arrivons dans la
Sierra proprement dite. On y voit reparaître les plantes phanérogames, en buissons épineux. Nous sommes en présence
de la luzerne, de l'ychu, de l'avoine ; c'est le pays des troupeaux qui habitent les *punas*.

Dans les parties basses de ces immenses plaines, ou dans
les vallées, on trouve la végétation tempérée et la végétation
tropicale mélangées plus intimement que dans les gorges de
la côte ; le *chirimoyo,* le pommier, la canne à sucre et le blé y
vivent côte à côte. Dans ces vallées le climat est plus doux,

plus régulier, les productions sont abondantes, et on trouve en quantité le maïs, l'orge, le blé, la fève, la luzerne, la pomme de terre.

Le règne animal est représenté dans le département de Lima par les mêmes espèces que celles qui se trouvent dans celui de Ancachs : les *llamas*, les vigognes sont plus nombreux, les troupeaux abondants.

Le règne minéral n'est pas aussi riche que celui de Ancachs ; on y trouve cependant des minerais de plomb argentifère, de blendes de fer, de cuivre, des gisements considérables de sel gemme, de grands dépôts de charbon, des eaux minérales diverses, quelques-unes thermales (Yauli).

Si l'on étudie la constitution géologique du département de Lima, on découvre que cette région a été le siège des grandes perturbations. Du côté du nord, la formation géologique est constituée par des *ophites* d'un brun rougeâtre à cristaux de roches porphyritiques vertes et de feldspath blanc ; on trouve souvent aussi un calcaire bitumineux, compact et noir, intercalé dans les roches qui vont jusqu'à Cerro de Pasco, témoins évidents des profonds bouleversements qui ont eu lieu autrefois. On trouve de même des calcaires sédimentaires, compacts et rouges. Une preuve que cette région a été soumise à de remarquables révolutions géologiques résulte de ce fait que, dans certains endroits, les granits sont supérieurs aux calcaires, et souvent effrités sous l'action de la neige. Ces calcaires crénelés, on les trouve un peu partout dans les cordillères des Andes.

Le terrain où coule le Rimac est stratifié et, jusqu'à *San Mateo*, composé d'un porphyre bigarré ; les strates ont une inclinaison très variable, ce qui prouve encore la réalité des perturbations dont nous venons de parler. A partir de San Mateo les couches s'écartent souvent dans une disposition parallèle, d'où la formation des précipices très élevés sur le fond de la quebrada. On y trouve des calcaires à strates verticaux. Tout à fait sur le haut de la cordillère, M. Bayle a trouvé des moules calcaires dont les fossiles appartiennent aux terrains jurassiques : une d'elles fait partie du genre *Arca* et se rapproche beaucoup du *arca gabrielis* du terrain néocomien; d'autres appartiennent au genre *Pterodontes*.

Les rivières qui arrosent le département de Lima sont au nombre de dix, qui sont, du nord au sud :

La rivière de la *Fortaleza,* qui naît dans la cordillère noire à la hauteur de *Marca,* département de Ancachs.

Celle de *Pativilca,* qui naît de la cordillère blanche à la hauteur de la ferme de *Piscapacha,* département de Ancachs.

Celle de *Supe,* de 73 kilomètres de cours à peine ; elle naît de quelques petites lacunes sur un versant de la cordillère, département de Ancachs.

Celle de *Huaura* naît de quelques petites lacunes dans le même territoire que la précédente.

Celle de *Chançay* naît de la cordillère près de la lacune de *Carpacunca,* dans la province de *Canta.*

Celle de *Chillon* naît aussi dans la province de Canta.

Celle du *Rimac* naît par deux ramifications dans plusieurs petites lacunes de la province de *Huarochiri*; elle a un cours de 125 kilomètres.

Celle de *Lurin* naît plus loin du village de *San Damian,* dans la province de Huarochiri.

Celle de *Mala* naît de la cordillère, dans la province de *Yauyos,* ainsi que les deux dernières, celles de *Asia* et de *Cañete.*

Presque toutes ces rivières traversent des *quebradas* qui ont à peu de chose près la même constitution.

De temps en temps, et sous l'influence de causes encore mal déterminées, ces rivières, ainsi que toutes celles du littoral péruvien, augmentent tellement, qu'elles débordent et constituent autant de cours d'eau, véritables torrents, nommés *lloquias,* qui suivent des trajets divers, emportant tout et produisant d'énormes dégâts.

Zones à verrugas du département de Lima.

Comme nous l'avons fait pour le département de Ancachs, nous allons parcourir par provinces les endroits où la maladie de CARRION est endémique.

Province de Chançay. — Cette province, de 479 lieues carrées, est constituée par deux zones tout à fait différentes comme climat et comme productions : celle de l'est, au pied de la cordillère, est élevée, froide, scabreuse ; celle de l'ouest se trouve sur la côte ; elle est sablonneuse et chaude, mais le désert est interrompu par les vallées fertiles de *Pativilca, Supe, Huaura* et *Chançay.* Ses productions sont surtout la canne à sucre et les fruits.

A 68 kilomètres de *Huacho,* sur la rivière de Huaura, dans la *quebrada* de *Sayan,* est le village de *Huaycho.* La portion de la *quebrada* où se trouve ce village est assez profonde et chaude. La maladie de CARRION y est endémique.

Sur la rivière de Chancay, à 52 kilomètres du port du même nom, on rencontre le petit village de *Acoç,* dans la quebrada de *Cuyo.* Cette *quebrada* est d'une belle étendue et couverte de végétation. Les habitants de ce village sont ou ont été presque tous atteints par la verruga, et on les voit arriver aux fermes voisines et aux villages immédiats, porteurs la plupart du temps de tumeurs verruqueuses en pleine évolution.

Province de Canta. — Cette province, de 108 lieues de superficie, est d'un aspect très scabreux, au pied de la cordillère. Il y a beaucoup de *quebradas* où l'on cultive des légumes, des fruits, des pommes de terre ; il y a de même de nombreux troupeaux. On y trouve des minerais d'or, d'argent, de cuivre, du cinabre (montagne de Huanchipuquio).

Les villages où règne la maladie de CARRION sont : *Yangas,* à 52^{km},5oo de Lima, *Maydalena,* à 2^{km},5oo de Yangas, et *Yasu,* à 22 kilomètres de Magdalena et à 1,464 mètres au-dessus de la mer. Ces trois villages sont situés dans une *quebrada* de la rivière de Chillon.

En face de *Canta,* chef-lieu de la province, dans une ramification de la même rivière venant du sud, est le village de *Viscas* où l'on voit aussi naître la verruga, mais en bien moindre proportion qu'à Magdalena, qui est, pour ainsi dire, le centre où elle atteint sa plus grande intensité.

Province de Lima. — Dans cette province il n'y a pas de verrugas.

Province de Huarochiri. — Cette province, de 384 lieues de superficie, s'étend de la partie occidentale de la grande cordillère, et depuis son sommet, jusqu'à vingt lieues de la mer ; par suite, son climat est froid et ses produits végétaux sont rares, ainsi que les animaux ; mais, en échange, elle est riche en minerais d'or, d'argent (1), de fer, de cuivre, de charbon.

La rivière Rimac naît dans cette province ; la quebrada qu'elle parcourt est le grand centre des verrugas.

Il faut, pour bien connaître cette fameuse *quebrada,* qu'on pourrait à la rigueur appeler *quebrada* de Lima, la suivre depuis cette ville. Si l'on monte à un endroit élevé, on voit très aisément l'île de *San Lorenzo,* située au sud-ouest de Lima, et, plus au sud encore, la montagne du *Morro Solar,* tout près de *Chorrillos.* Du Morro Solar se détachent des collines de

---

(1) C'est dans cette province, près de *Yauli,* que se trouve le *nouveau Potosí,* fameux pendant la domination espagnole.

sable qui s'avancent dans l'intérieur du pays et se rapprochent des montagnes de *Amancaes* et *San Cristoval,* qui font partie de la chaîne qui forme la vallée de *Lurigaucho* et en même temps le commencement de la vallée du Rimac, avec les collines que nous venons de citer. Ces collines s'inclinent vers l'est, ainsi que les montagnes qui sont du côté de San Cristoval, et constituent la belle vallée du Rimac, à travers laquelle coule la rivière. Celle-ci reçoit de nombreux petits affluents qui descendent des montagnes, entretenus par les pluies et la fonte des neiges. Ces petits affluents coulent eux-mêmes au milieu de petites *quebradas* débouchant dans la *quebrada* principale, et sont autant de défilés où la maladie de CARRION sévit constamment. Jusqu'à *San Mateo,* la *quebrada* du Rimac est assez large, mais à partir de ce village elle commence à se rétrécir de plus en plus.

C'est à travers cette *quebrada* et aux bords du Rimac qu'a été construit le prodigieux chemin de fer de la Oroya, qui a coûté des milliers d'hommes enlevés par la mémorable fièvre de la Oroya, ou de verrugas, à laquelle je donnerai plutôt le nom de *fièvre grave de* CARRION.

A la hauteur de la *Chosica,* le Rimac se divise en deux branches : la rivière *Cocachacra* et la rivière *Santa Eulalia* (Santo Olaya). Toutes les deux coulent dans deux *quebradas* différentes.

La maladie de CARRION commence de l'autre côté de la Chosica, à *Santa Eulalia,* à $47^{km},5oo$ de Lima, à 1,000 mètres au-dessus de la mer, et se termine à *San Pedro de Casta,* à 72 kilomètres de Lima, dans la ramification du Rimac nommée Santa Eulalia. Dans l'autre ramification appelée *Cocachacra,* ou Rimac proprement dit, la maladie commence à *Santa Ana,* à 46 kilomètres de Lima, et finit à quelques kilomètres plus loin que *Surco,* à 100 kilomètres à peu près de Lima, et à 2,200 mètres au-dessus de la mer.

Les endroits où elle règne sont : dans la division de Santa Eulalia, le village du même nom, *Palle, San Gerónimo, Chaclla,*

San Pedro de Casta. Dans la division de Cocachacra : *Santa Ana, San Pedro de Mama, Corcona, Cocachacra, San Bartholomé,* la *Esperanza, Agua de Verrugas, Surco, Sacrape.* Tous ces endroits sont situés sur la rive gauche du Rimac. Sur la rive droite on trouve *Otao* sur un petit affluent du Rimac, les *quebradas* de *Cupichi, Urabamba* et *Cuesta Blanca.*

Leur hauteur au-dessus de la mer oscille entre 850 et 2,200 mètres. Nous mettons sous les yeux du lecteur une carte de la *quebrada* du Rimac et quelques photographies représentant San Bartolomé, la Esperanza, Agua de Verrugas et Surco.

Faisons observer que tous les endroits situés dans la direction de la *quebrada* principale sont bien ventilés ; il en résulte que la maladie de CARRION n'y sévit que faiblement. Par contre, les angles ou détours de la quebrada à droite, en sortant de Lima, sont peu ventilés et malsains. Au contraire, la Chosica est d'un climat délicieux parce qu'elle est située sur la *quebrada* principale ; la ventilation y est parfaite, et *Santa Ana,* qui est seulement à 5 kilomètres, mais dans un détour à droite, est très malsain. Le climat est bien plus pernicieux encore dans un autre détour plus éloigné, nommé *Corcona,* où les ouvriers du chemin de fer eurent beaucoup à souffrir. Le climat devient meilleur jusqu'à *Cocachacra,* mais le détour qui suit, au pied de *San Bartholomé,* est délétère, car il suffit souvent d'y séjourner quelques heures pour tomber gravement malade. Deux ou trois kilomètres plus loin, les chances de contracter la maladie diminuent de plus en plus, si bien qu'à *Matucana,* à 105 kilomètres de Lima, et à 2,378 mètres au-dessus de la mer, on ne court presque aucun danger. Cependant, nous savons bien que quelques-uns de nos confrères soutiennent que la maladie de Carrion existe encore à Matucana. Pour notre part, nous ferons remarquer que les cas que nous connaissons se rapportent tous à des personnes qui sont venues de Lima s'établir à Matucana ; or, ces personnes ont été obligées de passer par tous les endroits de la *quebrada* traversés par le chemin de fer, et il est tout naturel de supposer qu'elles avaient emporté les germes de la verruga avec elles lorsqu'elles sont arrivées à Matucana. Pour démontrer le contraire, il faudrait produire plusieurs cas survenus chez des personnes intelligentes, qui seraient venues s'installer à Matucana, sans toucher à aucun des endroits où la maladie est endémique et il n'y a pas encore, que nous sachions, de faits concluants à cet égard. Il faut dire en effet que la plupart du temps nous avons affaire à des Indiens, gens peu soucieux, ignorants, et incapables de donner des renseignements absolument catégoriques.

La *quebrada* du Rimac est devenue célèbre parce que c'est là que se sont présentés les premiers cas de la fièvre grave de CARRION (fièvre de la Oroya), à l'occasion des travaux du chemin de fer, cette fièvre qui a tant intrigué nos confrères et qui a été l'objet de discussions interminables, d'opinions contradictoires, auxquelles le mémorable exploit de CARRION a mis fin.

Sur la rivière de *Lurin,* à 47 kilomètres du village du même nom, se trouve *Sisicaya,* petit village dans la quebrada du même nom, à 941 mètres au-dessus de la mer. La maladie de CARRION est endémique dans cette quebrada.

Province de Cañete. — Dans cette province il n'y a pas de verrugas.

Province de Yauyos. — Cette province, de 476 lieues de superficie, est divisée par la rivière de Cañete en deux portions à peu près égales ; c'est une des plus scabreuses de tout le Pérou, car elle est presque située en pleine cordillère. Les productions végétales y sont très restreintes. Dans les montagnes élevées, on voit pulluler un grand nombre de cigognes, de *guanacos* et des troupeaux de bêtes à laine. On y trouve des minerais de cuivre et d'argent.

Dans cette province est le village de *Omas,* sur la rivière de Cañete, dans une longue et profonde *quebrada* ; la verruga y sévit d'une façon constante, et c'est-là que le savant natura-

liste *Raimondi* contracta la maladie. Omas est à 60 kilomètres
du village de *Asia,* et à 1,582 mètres d'élévation.

La maladie de CARRION est, comme l'on voit, assez répandue dans le département de Lima ; c'est à la partie centrale
de ce département, dans la *quebrada* du Rimac, qu'elle est le
plus concentrée. Néanmoins, dans le département de Ancachs, elle embrasse une portion plus étendue de territoire ;
elle y atteint aussi ses limites extrêmes. En effet, tandis que,
dans le département de Lima, elle existe entre 47 et 100 kilomètres du bord de la mer et entre 940 et 2,200 mètres au-dessus de la mer, dans le département de Ancachs elle sévit
entre 28 et 120 kilomètres du bord de la mer et entre 406 et
près de 3,000 mètres d'élévation.

Il en résulte que la zone géographique de la maladie est
encadrée entre les 78°29′30″(Omas)et 80°23′30″(Yautan)de long.
O. de Paris, et 8°13′20″(Tablachaca) et 12°28′(Omas) de lat. S.

Nous tenons à signaler ces détails parce que la plupart des
auteurs étrangers qui traitent la question commettent des
fautes graves d'appréciation, quant aux données géographiques de la maladie.

Le troisième département où la maladie de CARRION est endémique est celui de la *Libertad*; mais elle y occupe tout simplement une zone très étroite du département, sur les bords de
la rivière Tablachaca, qui débouche, comme nous savons, dans
le fleuve de Santa. Cette zone appartient à la province de
Huamachuco et est limitrophe de celle de *Pallasca* et de *Pomabamba* (dép. de Ancachs).

On prétend qu'on a vu des cas dans le département de
Huánuco; jusqu'à présent nous n'avons pas pu trouver un seul
exemple authentique.

Avant de finir, nous voulons insister sur certains points de
climatologie qui nous paraissent être d'une grande utilité pour
l'histoire de la maladie de CARRION.

La température de la côte péruvienne, à latitude égale, augmente à mesure qu'on s'éloigne du bord de la mer et commence seulement à décroître lorsque le terrain s'élève jusqu'au sommet de la cordillère. Cette courbe thermique est celle des plaines. Mais, dans les *quebradas,* les choses se passent autrement. Les *quebradas* sont des endroits renfermés entre des montagnes élevées qui réfléchissent la chaleur dans toutes les directions et qui concentrent les rayons solaires vers le centre ; il en résulte que la température, loin de décroître, comme il arrive pour les plaines, augmente et devient bien supérieure à celle de la plaine, dans la même latitude. Le plan de ces *quebradas* est toujours plus bas que celui des hauteurs voisines. Voilà pourquoi nous pouvons admirer, dans ces localités, une végétation vraiment tropicale, qui permet le développement de plantes qui ne croissent pas ailleurs sous la même latitude ; le *ceyva* (bombax ceyva), la *guanábana* (anona muricata) y donnent d'excellents fruits, et les mêmes espèces d'arbres qui poussent à la côte fructifient beaucoup plus tôt dans les *quebradas,* à la même latitude, comme les pêches, les avocats, les grenadilles, les oranges. Tout cela démontre que, dans les *quebradas,* la température moyenne est de beaucoup supérieure à celle des plaines. C'est qu'en effet le soleil y est permanent, toute l'année, tandis que, plus près de la mer, il y a des brouillards qui forment une épaisse couche, empêchant la pénétration directe des rayons solaires.

Déterminer la température moyenne de ces quebradas est chose un peu difficile, si on n'a pas un grand nombre d'observations ; il y a en effet des causes qui peuvent équilibrer la température et principalement les vents. Si nous nous en rapportons à ce qui se passe à Lima et dans les *quebradas* voisines, nous remarquons que, le matin, il y a du calme : vers 1 heure, se lève le vent du sud-ouest, qui augmente jusqu'à 5 heures du soir. A partir de ce moment, le vent diminue et change de direction, si bien qu'après minuit, c'est le vent froid de la cordillère qui souffle ; c'est ce vent froid qui diminue notablement la température des *quebradas,* mais, par leur conformation spéciale elles ne sont pas si profondément influencées que d'autres endroits tout à fait découverts. On peut donc dire que, si la température moyenne de Lima est de 19°, celle des quebradas voisines est au moins de 25°.

Un caractère de ces *quebradas,* qui se lie intimement à l'éclosion du germe verruqueux, c'est la chaleur presque constante qui y règne, chaleur insupportable pour quelques personnes, dont elle gêne la respiration.

Nous voudrions nous étendre encore sur certaines considérations relatives aux pluies et aux cours d'eaux, mais nous les croyons mieux placées au chapitre de l'étiologie de l'affection, auquel nous renvoyons le lecteur.

Le domaine de la maladie de CARRION ne s'étend-il donc qu'aux *quebradas* que nous avons mentionnées ? La chose ne nous paraît guère possible. Il y a en effet d'autres *quebradas* qui ont absolument les mêmes caractères que celles que nous connaissons, et dont la situation nous est absolument inconnue, à cause de leur éloignement des localités habitées. Ces *quebradas* sont solitaires, et nous manquons de renseignements précis ; mais, il est fort probable qu'au fur et à mesure qu'on les visitera plus souvent on arrivera à découvrir de nouveaux foyers endémiques.

Dans ce chapitre, nous avons tenu à indiquer rigoureusement les endroits où l'on sait, de toute évidence, que la maladie est endémique.

III

FIÈVRE GRAVE DE CARRION

Synonymie. — Fièvre de la Oroya. — Fièvre de verrugas. — Fièvre maligne de « las quebradas ». — Anémie pernicieuse de « las quebradas ». — Fièvre intermittente pernicieuse paludéenne, ou typhus paludéen de la Oroya (Tassel). — Fièvre anémiante de « las quebradas ». — Fièvre verruqueuse aiguë.

La fièvre de CARRION, ou plutôt la fièvre grave de CARRION, constitue le chapitre le plus intéressant de la maladie que nous étudions. Les données fort obscures que nous possédons sur sa nature, son étiologie, ses symptômes et les moyens de la combattre, ont été et sont encore le sujet des plus grands doutes et des controverses les plus ardentes. Nombre d'incertitudes, nées des circonstances particulièrement difficiles d'examen, pourront seulement disparaître par des observations judicieuses et des expériences scientifiquement contrôlées. Heureusement, nous sommes aujourd'hui mieux préparés pour cette tâche, et il est très vraisemblable que de nouvelles découvertes cliniques et bactériologiques jetteront sous peu un grand jour sur cette fièvre, qui a pour nous une haute importance pratique, pour plus d'un motif.

Il nous semble évident que la fièvre grave de CARRION est aussi ancienne que la verruga elle-même, et l'on peut affirmer que ses domaines embrassaient autrefois, de même que la verruga, des zones bien plus étendues qu'aujourd'hui. Les récits que les écrivains espagnols nous ont laissés de ces fièvres violentes et inexorables, s'attaquant vigoureusement aux soldats péninsulaires et à ceux nouvellement arrivés qui s'aventuraient dans certaines quebradas, doivent, peut-être, en grande partie, être rapportés à la fièvre grave de CARRION.

Cette fièvre est généralement connue, parmi nous, sous le nom de *fièvre de la Oroya,* nom impropre à notre sens, parce qu'il pourrait faire croire qu'elle a son berceau à *la Oroya* ; or il n'en est rien, car cette fièvre ne monte pas plus haut que la verruga, et par conséquent elle cesse d'exister à *Matucana.* Ce nom n'indique donc pas autre chose, sinon que cette fièvre prend naissance dans le chemin qui mène à *la Oroya* ; aussi nous proposons-nous de l'appeler *fièvre grave de* CARRION.

Bien peu de choses ont été écrites sur cette fièvre maligne. Au chapitre de l'historique nous avons passé en revue tous les auteurs qui traitent cette question. Le D^r Ch. Tasset (1) a été le premier à en parler, mais il commet la grave faute de croire à sa nature paludéenne, chose fort naturelle d'ailleurs, étant données les idées régnantes à l'époque.

Le premier travail clinique remonte à 1875 ; on le doit au Dr *Pancorvo* (2). En 1889, notre distingué confrère et ami, le Dr *Julian Arce* (3), en publia une excellente étude basée sur quelques observations. Ce travail est resté le seul véritablement sérieux, et il mérite d'être consulté chaque fois que l'on veut avoir un renseignement sur cette maladie. En 1893, le Dr *M. Gonzalez Olaechea* (Crónica Médica, 1893, n°s 111, 118) vise, dans un travail, le traitement de cette fièvre, et prône l'emploi de l'iodoforme. En 1894, notre ami et collègue, le Dr *Juan C. Castillo* (4), fit une série de leçons sur la verruga à la Faculté de Médecine de Lima, où il a résumé d'une façon

---

(1) Ch. TASSET. Le typhus, la fièvre jaune, les fièvres pernicieuses paludéennes et la verrue péruvienne. 1872, p. 30.

(2) PANCORVO. *Gaceta Médica de Lima,* 1875.

(3) JULIAN ARCE. La Verruga andina ó Enfermedad de Carrion. *Th. de Lima,* 1889.

(4) JUAN C. CASTILLO. *La Crónica Médica,* 1894, n°s 136, 137, 138, 139.

concise et en même temps très complète tout ce que nous savons aujourd'hui sur ce sujet.

En 1897, notre ami le Dr *Mimbela* (1) a fait une étude très consciencieuse sur la courbe thermique dans cette fièvre.

Nature. — La fièvre grave de CARRION n'a commencé à attirer l'attention des praticiens qu'à partir de 1871, lorsqu'on avait déjà entrepris les grands travaux pour la construction du chemin de fer de la Oroya. Avant cette époque on n'avait, pour ainsi dire, pas la moindre idée de son existence. Au fur et à mesure qu'on avançait, que la préparation de la ligne exigeait des bouleversements de terrains de plus en plus étendus, les cas de cette fièvre augmentaient, si bien qu'une véritable épidémie se déclara au village de *San Bartolomé*, à 64 kilomètres de Lima et à 1,512 mètres au-dessus du niveau de la mer, causant une mortalité effroyable. Un très grand nombre d'ouvriers étrangers, chiliens principalement, et même d'indigènes, succombèrent sous l'influence rapidement accablante de cette fièvre maligne. Bientôt, de nombreux malades commencèrent à arriver aux hôpitaux de Lima, et c'est alors qu'on s'empressa de faire des études nosographiques sérieuses, car on craignait qu'il ne s'agisse d'une maladie épidémique inconnue, à marche envahissante, et que peut-être la capitale ne se vît, d'un moment à l'autre, ravagée par cette fièvre, alors que les tristes souvenirs de la fièvre jaune étaient encore fort récents (1868).

Un fait de la plus haute importance fut en même temps observé, c'est que les cas de verrugas devinrent plus fréquents, de même que l'impaludisme sous ses formes les plus diverses et les plus graves. Cette coïncidence morbide fit très justement penser à une communauté d'étiologie qui ne pouvait passer

---

(1) MIMBELA. La curva térmica de la Enfermedad de Carrión. *Crónica Médica de Lima*, 1897, n° 213.

inaperçue pour nos praticiens, soucieux de la découverte d'un problème dont la solution intéressait tout le monde, puisqu'elle préparait le terrain sur lequel on devait faire des recherches cliniques et thérapeutiques, concluantes et utiles. La question fut mise à l'ordre du jour, et il est facile de prévoir, en présence de ces antécédents, la tournure que prit le débat. Les uns remarquèrent quelque similitude entre la fièvre de CARRION et la verruga, les autres crurent découvrir des points de contact avec l'impaludisme. Une troisième catégorie proclama l'indépendance clinique de la maladie, alléguant, entre autres raisons, qu'elle présentait une symptomatologie bizarre et inconnue ; aussi la dénommèrent-ils *fièvre de la Oroya,* terme qui, disait-on, avait l'avantage de rappeler un des grands foyers d'origine de la maladie et d'établir, en même temps l'individualité qu'ils cherchaient à affermir.

Il faut le dire une bonne fois, ces tentatives d'autonomie nosologique ne pouvaient résister devant une critique positive et devant les observations consciencieuses qui démontraient ses rapports naturels. Les analogies de cette fièvre avec d'autres, déjà connues, sautèrent bientôt aux yeux et l'on dut renoncer à ces tendances créatrices.

Il ne restait donc debout que deux opinions principales : celle qui défendait la nature paludéenne de la maladie, et celle qui s'efforçait de montrer l'identité de la fièvre grave de CARRION et de la verruga. La première avait quelques chances de vraisemblance, vu le grand nombre de fièvres paludéennes qui se développèrent, l'engorgement fréquent de la rate, l'anémie progressive, les hémorragies et l'action apparemment efficace de la quinine, dans un certain nombre de cas. Les médecins qui acceptèrent cet ordre d'idées, Tasset(1) entre autres, soutinrent que la fièvre grave de CARRION était une fièvre malarienne pernicieuse, dans laquelle l'élément

---

(1) *Loco citato.*

typhique jouait un certain rôle. Aussi, Tasset l'appela-t-il *fièvre
intermittente pernicieuse paludéenne de la Oroya,* ou *typhus paludéen de la Oroya.*

L'origine paludéenne de la fièvre grave de Carrion ne fit
cependant pas fortune et cette opinion commença à perdre du
terrain le jour où l'on produisit plusieurs exemples de malades chez lesquels l'engorgement splénique faisait défaut. Le
coup décisif fut porté lorsqu'on démontra que l'action prétendue de la quinine était tout à fait illusoire. Les cas guéris
par la quinine étaient relativement bénins, ou du moins ils
évoluaient jusqu'à la guérison, sans que le cycle morbide fût
le moins du monde influencé par cet alcaloïde.

En 1875, le Dʳ *Pancorvo* (1) lut, devant la « Société médicale » de Lima, un travail sur la fièvre grave de Carrion. Ce
résumé est, sauf quelques imperfections, excusables par le
nombre réduit des observations que l'on possédait sur la
matière à cette époque, assez complet au point de vue clinique,
et a pour nous le grand mérite d'avoir été le premier essai
fait sur une fièvre qui préoccupait alors tout le monde médical.
Il y admit que la fièvre grave de Carrion n'était qu'un *méphitisme miasmatico-putride,* dû en grande partie à l'*hydrogène
sulfuré* qui se dégage abondamment des marais et des travaux
nécessités par la construction du chemin de fer. Cette théorie
qui faisait de la fièvre grave de Carrion une intoxication pu-
tride, d'origine et de nature presque chimiques, resta tout à fait
isolée. Elle était en effet très difficile à soutenir, puisque, si
l'on acceptait ce mécanisme étiologique et pathogénique, il
fallait admettre que cette fièvre devait se présenter partout où
ces conditions existaient, ce qui était très loin d'être prouvé.

Le Dʳ *Lino Alarco* mit en avant une autre théorie pour
expliquer la nature de la fièvre grave de Carrion. D'après ce
savant chirurgien, la fièvre grave de Carrion n'était qu'une

---

(1) *Loco citato.*

leucocythémie aiguë; cette opinion avait en sa faveur l'engorgement de la rate et des ganglions lymphatiques et l'augmentation présumée des globules blancs. Ces faits sont incontestablement vrais pour un grand nombre de cas; mais, même en supposant que ces phénomènes fussent constants dans la fièvre grave de CARRION, ils ne représentaient qu'un côté du problème en litige, ou, pour mieux dire, ils ne constituaient purement et simplement qu'un ensemble de faits et de symptômes, subordonnés à l'évolution particulière du germe pathogène. Mais, ce n'est pas tout: d'après nos observations, la leucocythémie n'est, la plupart du temps, qu'un phénomène relatif, explicable par la grande diminution des hématies, le chiffre des globules blancs n'étant pas sensiblement modifié; en outre, l'engorgement de la rate n'est pas non plus constant. Nous croyons donc qu'on ne doit pas envisager la leucocythémie comme l'essence même de la maladie, mais comme un phénomène absolument secondaire, ne pouvant aucunement constituer l'élément pathogénique et fondamental de la fièvre grave de CARRION, et après tout, cette augmentation des globules blancs, que l'on observe bien des fois, ne serait pas une leucocythémie, mais bien plutôt une *leucocytose*.

De toutes ces opinions, celle qui paraissait réunir la majorité des suffrages était celle qui rapprochait la fièvre grave de CARRION de la *verruga*. Les Dʳˢ *Espinal, Odriozola (Manuel), Macedo (Mariano)* et bien d'autres admirent cette théorie. *Espinal* fut, sans aucun doute, le premier qui eut à traiter des malades de ce genre à la « Maison de Santé Française », et aussi le premier à les étudier avec une scrupuleuse attention et à les suivre pendant longtemps. Il acquit la conviction que la fièvre observée n'était qu'une forme grave de la verruga. Plusieurs de ses malades, l'ingénieur *Wilson* en particulier, qui avaient contracté la maladie aux travaux du chemin de fer de la Oroya, virent apparaître une éruption typique de verrugas, au bout d'un temps plus ou moins long. Ces observations furent confirmées par d'autres cliniciens, de sorte que, pour Espinal, il n'y avait pas lieu d'en douter: fièvre grave de Carrion et verrugas n'étaient que les deux termes d'une seule et même expression nosologique. Nos chers amis et collègues Manuel C. Barrios et Antonio Perez Roca, qui avaient été les internes d'Espinal, devinrent les défenseurs enthousiastes et les vulgarisateurs de ses idées. En mai 1873, le Dr Barrios passa son deuxième examen de réception et, examiné par notre regretté père, il soutint avec conviction les rapports intimes de la fièvre grave de Carrion avec la verruga.

Notre cher maître le Dr *Colunga,* qui était aussi médecin de la « Maison de Santé Française », partagea de prime abord l'opinion d'Espinal.

Cette parenté étroite entre la fièvre grave de Carrion et la verruga gagnait tous les jours du terrain, jusqu'en 1885, époque où l'immortel Carrion donna, au prix de sa vie, la démonstration péremptoire du problème. Daniel Carrion, notre jeune et fougueux camarade, avait choisi, depuis le commencement de ses études médicales, la verruga comme thème favori. Il était arrivé à réunir un grand nombre d'observations (1) et il s'était attaché avec enthousiasme et persévérance à la recherche de toutes les questions si obscures et si débattues de la nature de la verruga, de sa distribution géographique, de son étiologie et de son traitement. Animé d'un courage inébranlable, il conçut la généreuse initiative de se faire inoculer le sang d'une tumeur verrugueuse, dans le but de découvrir si elle était inoculable, si elle avait des rapports effectifs avec la fièvre qui porte aujourd'hui son nom et d'éprouver, par lui-même, tous les symptômes et toutes les conséquences de la maladie. Ses camarades lui firent les prières les plus pressantes pour qu'il renonçât à cette téméraire expérience, mettant devant ses yeux les fâcheux résultats que son audace pourrait entraîner. Rien ne réussit à lui faire abandonner cette noble

---

(1) La verruga peruana y Daniel A. Carrion. Lima, 1886.

décision, mûrie à la chaleur de la plus ardente foi scientifique. Aux prudentes réflexions de ses camarades il répondait: « Que faire! Les difformités que la verruga pourra me pro- « duire ne m'effrayent pas, et si j'étais si malheureux que son « développement eût lieu sur un organe noble, j'aurai payé « de ma vie mes ardents désirs; car je ne puis supporter que « certaines personnes, comme le médecin chilien Izquierdo, « qui n'a eu que quelques tumeurs aux mains, osent donner « des opinions et écrire sur une maladie que personne mieux « que nous ne devrait connaître ; car, excepté les travaux de « SALAZAR et de VELEZ, je n'ai entendu parler d'aucun travail « national sur ce sujet. Vous savez bien que j'ai eu trop de « temps pour penser à cette inoculation dont j'ai prévu « d'avance les accidents graves qu'elle peut m'occasionner ; « mais, n'est-il pas certain que la science, surtout la médecine, « doit en grande partie ses progrès à des expériences « hasardeuses? Et encore, pourquoi se méfier de ses résultats « qui doivent être bons, de toutes façons » ?

Ces paroles, prononcées avec tant d'énergie et une convic- tion si profonde, révèlent la grande valeur morale et l'enthou- siasme scientifique de l'illustre étudiant.

Le 27 août 1885, CARRION se fit faire, avec le sang d'une tu- meur verruqueuse, deux inoculations à chaque bras, à l'endroit où l'on pratique la vaccination. A partir de ce moment, il eut le soin scrupuleux de consigner tout ce qu'il éprouvait et, le 26 septembre, il mit cette note sur son carnet: « A partir d'au- « jourd'hui, je prie mes camarades de vouloir bien suivre mes « observations, car j'avoue qu'il me serait très difficile de le « faire moi-même ». Le 17 septembre, se déclarèrent les pre- miers symptômes, et bientôt se dénoua tout le cortège des phénomènes qui constituent la fièvre qui porte aujourd'hui son nom. Il succomba le 5 octobre dans les bras de ses cama- rades, profondément anémié, au trente-neuvième jour de l'inoculation, après avoir parcouru toutes les étapes de la fièvre appelée jusqu'alors fièvre de la Oroya.

Cette mémorable expérience éclaira d'une vive lumière la nature de la fièvre grave de CARRION et confirma non seulement les rapports intimes qu'elle a avec la verruga, mais démontra aussi que c'était la même chose. Outre l'identité des deux maladies, l'expérience de CARRION nous a appris que la verruga est inoculable, partant microbienne; nous aurons à revenir sur ce point.

Dès lors, comment devons-nous regarder la fièvre grave de CARRION? A la rigueur, elle n'a pas une autonomie propre: c'est un syndrome intrinsèque dans l'évolution de la maladie de CARRION, qui représente un degré ultra-infectieux du poison verrucogène, et cela est si vrai qu'entre la fièvre de CARRION la plus intense, celle qui tue en peu de jours, et l'éruption de verrugas la plus bénigne, il existe un lien pour tous les cas intermédiaires; car il faut savoir que l'éruption verruqueuse la plus légère est toujours précédée ou accompagnée de fièvre, si insignifiante qu'elle soit, et de quelques-uns ou de la plupart des symptômes de la fièvre grave de CARRION, plus ou moins atténués.

La maladie de CARRION pourrait donc être très justement comparée aux fièvres éruptives. Nous savons que, dans la variole, dans la rougeole, etc., il y a des cas excessivement graves où l'éruption ne se fait pas ou se fait à peine; ce sont ceux qu'on appelle *variolæ sine variolis, rubeolæ sine rubeolis*. De même, la fièvre grave de CARRION comprendrait, la plupart du temps, les cas de *verrucæ sine verrucis*. Nous croyons que, lorsque l'éruption n'apparaît pas à l'extérieur, une fois la fièvre terminée, c'est qu'elle s'est faite dans l'intimité des tissus et qu'elle échappe, par conséquent, à nos moyens d'observation. Si l'éruption ne se fait ni à l'extérieur ni dans l'intimité des tissus, alors elle se fait dans le sang — qu'on nous passe l'expression, — c'est-à-dire qu'en pareille circonstance, les troubles apportés par le poison verrucogène à la composition du sang, sont d'une intensité telle que la mort en est la suite certaine. Lorsque, dans cette lutte désespérée, l'organisme triomphe des profondes altérations du liquide nourricier, il est à espérer que l'éruption se fera quelque part, dans un laps de temps plus ou moins long, car il ne faut pas oublier que la maladie de CARRION a généralement un cours très lent.

En somme, la fièvre grave de CARRION peut précéder l'éruption, c'est le cas habituel ; elle peut accompagner une éruption plus ou moins incomplète, ou enfin, si, par suite de circonstances que nous ne connaissons pas encore, l'éruption qui paraît à terme pâlit, s'atrophie, disparaît rapidement, bref s'il se réalise un phénomène identique à ce que l'on appelle la *rétrocession* dans les maladies éruptives, la fièvre grave de CARRION peut s'allumer dans toute son intensité, et présente ainsi un nouveau point de contact avec les pyrexies exanthématiques. Comme preuve de cette dernière éventualité, nous allons décrire un cas que nous avons observé dans notre service de médecine, à l'hôpital « Dos de Mayo ».

Observation I. — Le 6 mai 1893, vint à l'hôpital « Dos de Mayo » le malade *Carlos Quintana,* âgé de 53 ans, lit n° 18 de la salle « San Roque ». Il était indigène, naturel du département de Ayacucho. Il semblait assez robuste, et nous ne pûmes retrouver parmi ses antécédents que quelques accès d'impaludisme dont il avait souffert autrefois.

Au mois de mars 1893, il se rendit de Ayacucho à *la quebrada de Hua-rochiri,* à la recherche de travail, et il se logea à la ferme de la *Chaca-rilla,* près du village de *San Bartolomé,* à 64 kilomètres de Lima, et à 1,506 mètres d'altitude, sur la rive gauche de la rivière *Rimac.* Il y séjourna jusqu'au 1er mai, jour où il quitta la ferme, se sentant malade, et se rendit à Lima.

Le jour de son entrée, il y avait déjà plus d'une quinzaine de jours qu'il avait la fièvre. Elle était accompagnée de crampes dans les jambes, de douleurs articulaires très prononcées aux membres inférieurs, à tel point qu'il pouvait à peine marcher. Il était d'ailleurs fortement anémique, avec un léger teint d'ictère. Il se plaignait d'un grand mal de tête frontal, de nausées, d'insomnie.

A l'examen clinique, nous trouvâmes le foie et la rate très engorgés ;

un souffle à la base du cœur, systolique, au foyer pulmonaire (souffle anémique). Urine chargée, en petite quantité, sans albumine.

Malgré la provenance de ce malade, qui nous incitait à penser à la maladie de CARRION, nous tînmes compte de l'engorgement considérable du foie et de la rate, et nous prescrivîmes de la quinine ; cela nous semblait élémentaire, attendu que l'impaludisme est aussi endémique dans tous ces endroits. Les six premiers jours, le thermomètre oscilla entre 38° et 39° avec des exacerbations vespérales. Le 12 mai, le malade était apyrétique, et nous étions sur le point de rendre justice à la quinine. Le 20, nouvelle poussée fébrile qui dura jusqu'au 30 ; mais, cette fois, elle ne marquait plus que 38°,5. Nos doutes s'accentuèrent.

Un beau matin, dans les premiers jours de juin, nous nous trouvâmes en présence d'une éruption de verrugas qui se faisait par les pieds. Il y avait de petites papules pointues, rouges, luisantes, résistantes au toucher. En peu de jours, elles grossirent jusqu'à atteindre le volume d'un gros pois. L'éruption se généralisa, envahissant les membres inférieurs, le tronc, les membres supérieurs, la tête ; il y en avait même sur les paupières.

Aux membres supérieurs, l'éruption occupait la partie postérieure. Elle était constituée par de toutes petites papules, grosses comme des graines de millet, à sommet transparent, d'aspect vésiculeux, quelques-unes présentant une ombilication très nette, d'où se détachait un poil. L'éruption avait, au tronc, les mêmes caractères. Aux membres supérieurs, on remarquait dans l'épaisseur du derme une foule de verrugas qui donnaient, au toucher, la sensation d'un pavage en pierres.

Cette éruption, qui marchait, d'après toutes les apparences, d'une façon très régulière, commença tout d'un coup à décroître, à pâlir, à s'atrophier, et en même temps la fièvre revint, mais cette fois beaucoup plus intense, à tel point que, le 23 juin, le thermomètre marqua 40°,3. L'anémie augmenta dans des proportions alarmantes, les douleurs musculaires, articulaires, et les crampes devinrent intolérables, au point d'immobiliser le malade dans son lit. Le pouls devint très fréquent (140), mou, dépressible ; la respiration était dyspnéique (40). On entendait, au foyer pulmonaire, un grand souffle anémique qui se communiquait aux artères du cou. Il survint un peu de toux ; à l'auscultation des poumons, on découvrit des râles crépitants à la base du poumon droit (congestion). Il y avait des nausées et des vomissements, du délire la nuit ; enfin, la diarrhée se déclara et le malade fut enlevé le 25 juin, avec une température de 39°,5.

Autopsie. — A l'ouverture du thorax, congestion étendue de la base du poumon droit ; adhérences pleurales légères. Poumon gauche très adhérent à la partie postérieure du thorax.

Épanchement péricardique abondant. Cœur volumineux, plaques laiteuses, myocarde pâle, très friable. Aorte et artère pulmonaire indemnes.

Foie très gros ; surface lisse, coloration ardoisée, friable. Rate très hypertrophiée, comparable à un foie normal, friable. Estomac vide, parois épaisses. Intestins, muqueuse congestionnée, rouge, épithélium détaché par places. Ganglions mésentériques hypertrophiés. Reins volumineux, pâles, exsangues. Cette pâleur et cette anémie existaient d'ailleurs un peu partout, même au cerveau.

N'ayant trouvé de verrugas nulle part, nous poussâmes notre examen plus loin, et comme notre malade avait eu de fortes douleurs musculaires aux membres inférieurs et des crampes, nous fîmes une dissection minutieuse et, à notre grand étonnement, nous rencontrâmes dans les muscles de la cuisse et de la jambe (jumeaux) des verrugas en grand nombre, depuis la grosseur d'un petit pois jusqu'à celle d'un pois chiche. Il y en avait une très belle entre les fibres du jumeau interne du membre gauche.

C'était la première fois qu'on voyait des verrugas dans les muscles. Les tumeurs ne siégeaient pas sur les fibres musculaires, mais dans le tissu conjonctif interstitiel. Elles étaient faciles à isoler, leur adhérence étant très lâche. Leur consistance était mollasse, leur coloration rouge vineux ; elles étaient gorgées de sang.

Voilà donc un cas où l'éruption s'est faite à peu près régulièrement et qui, tout d'un coup, pâlit, se flétrit ; comme conséquence il se produit une recrudescence de fièvre accompagnée de tous les symptômes habituels de la fièvre grave de CARRION. Le symptôme principal était caractérisé par de très fortes douleurs aux membres inférieurs et des crampes correspondant à une poussée de verrugas intra-musculaires. N'aurait-on pas eu la précaution de faire une dissection patiente, que l'on aurait cru que tous les phénomènes fébriles étaient isolés et sans aucun rapport avec une éruption interne possible.

Maintenant, n'est-il pas naturel de penser que, dans bien des cas semblables, il a pu exister une pareille éruption laissée inaperçue par l'omission de cette petite manœuvre nécropsique ? Nous pensons, en effet, que dans un certain nombre de cas, cette éruption intra-musculaire a dû exister.

Nous avons dit plus haut que la fièvre grave de CARRION peut précéder ou accompagner une éruption qui se fait d'une façon incomplète. Ces exemples sont nombreux et nous tenons à en rapporter un, qui, malgré le défaut d'autopsie, est assez instructif pour qu'il soit important d'en faire l'historique.

Observation II. — Le 10 mars 1893, le chinois Aijo, âgé de 40 ans, vint occuper le lit n° 10 de notre salle « San José », hôpital « Dos de Mayo ». Nous ne pûmes nous procurer des données anamnésiques positives, comme il arrive malheureusement avec les individus de cette race ; tout ce que nous arrivâmes à apprendre, ce fut qu'il avait travaillé à la ferme de *Santa Ana,* près de la Chosica, où, comme nous savons, la maladie de CARRION est endémique.

Le jour de notre examen, il avait 38°,2 de température ; pâleur très marquée des téguments, engorgement très léger du foie et de la rate, diarrhée abondante, sérosanguinolente, ventre douloureux à la pression, langue sèche, saburrale. Tenant compte des diarrhées compliquant l'impaludisme, communes dans les environs de Lima, nous lui donnâmes un purgatif huileux et ensuite de la quinine associée aux absorbants. La diarrhée se modifia sous l'influence de ce traitement, mais la fièvre persista à 38° le matin, 38°,5 ou à peu près, le soir.

A la fin du mois, la diarrhée avait cessé, mais la fièvre résistait à l'action de la quinine employée à haute dose par la voie hypodermique. A la base du cœur on entendait un souffle systolique assez net. Les jours suivants, il survint un peu d'œdème malléolaire, qui envahit bientôt les membres et même la figure. Le malade avait des vertiges chaque fois qu'il essayait de s'asseoir sur son lit. Les choses en étaient là lorsque, dans les derniers jours de mars, il présenta une éruption d'aspect vésiculeux et disposée en corymbes siégeant à la partie supérieure de la poitrine. Quelques jours après, commencèrent à apparaître, au front et aux joues, de petites taches pétéchiales qui se transformèrent bientôt en papules rouges, couronnées par une vésicule, ayant une ombilication très nette, si bien que nous aurions pensé à une variole si nous n'avions pas été en présence d'antécédents géographiques si suspects, et si les symptômes varioliques vulgaires n'avaient pas fait complètement défaut. La fièvre devint plus intense, 39°. L'anémie s'accentuait de plus en plus.

L'éruption de la figure acquit, en peu de temps, tous les caractères de la verruga ; quelques tumeurs saignèrent par le frottement de l'oreiller. Il n'y avait pas de doute, nous étions en présence d'un cas de la maladie de Carrion. Le malade fut alors soumis à un traitement tonique. Peu de jours après s'établit l'apyrexie.

L'éruption de la poitrine eut une durée éphémère, et au mois d'avril la fièvre reparut ; les douleurs généralisées devinrent intenses, et une nouvelle poussée éruptive couvrit à peu près tout le corps, toujours avec les mêmes caractères (verruga miliaire). Mais on voyait bien que cette éruption n'était pas de bon aloi ; elle pâlissait assez vite. Cependant, la fièvre tomba, l'appétit revint, l'œdème disparut, et nous crûmes, malgré la mauvaise éruption, que tout se terminerait là. Il n'en fut rien : à la fin d'avril, la fièvre reprit, atteignant cette fois jusqu'à 40°,5, l'éruption diminua et le malade succomba le 28 avril.

Malgré le défaut d'autopsie, ce cas est fort instructif, car il s'est agi là d'une éruption qui venait mal dès le début ; aussi la fièvre de Carrion prit-elle une intensité fatale.

Dans un troisième groupe de faits, la fièvre grave de Carrion précède l'éruption, c'est le cas habituel. Quand elle acquiert une intensité très grande, elle constitue le syndrome que l'on a appelé *fièvre de la Oroya*. Voici un exemple que nous avons suivi pendant notre séjour à l' « Hôpital Italien », alors que nous remplacions notre cher maître, le Dr Sosa.

Observation III. — Le 5 septembre 1890, le malade André Macagno, naturel d'Italie, âgé de 29 ans, vint à la salle de médecine de l' « Hôpital Italien », où il occupa le lit n° 12.

Il avait toujours joui d'une bonne santé, et à peine était-il arrivé d'Europe, qu'il se rendit au pont de *Verrugas* (chemin de fer de la Oroya). A la fin du mois d'avril, il fut pris de frissons et de fièvre, de mal de tête et de perte de l'appétit ; et comme cette fièvre persistait, il se décida à venir à Lima.

Le jour de son entrée à l'hôpital, il présentait les symptômes suivants : pâleur extrême des téguments, abattement profond, céphalalgie, vomissements opiniâtres, dyspnée, soif vive, anorexie, langue saburrale et humide, douleurs très intenses aux jambes, aux cuisses et aux petites articulations des mains et des pieds. L'hypocondre droit et l'épigastre étaient sensibles, le foie et la rate étaient légèrement engorgés. A la poitrine et aux cuisses, on remarquait quelques pétéchies. Température 38°,5, pouls 120.

Il fut soumis à la quinine à haute dose. Mais, en présence d'un pareil état et surtout de sa provenance, notre maître, le Dr Armand Velez, médecin en chef de l'hôpital, et nous, nous pensâmes à une fièvre grave de CARRION.

Malgré la quinine administrée à haute dose, la fièvre se maintint entre 38° et 39°,6. Les douleurs augmentèrent, ainsi que les vomissements. Il y avait un grand souffle systolique à la base du cœur, se propageant le long des artères du cou : ce souffle existait d'ailleurs dès le début.

Le malade fut alors soumis à l'action de l'acide salicylique. Peu à peu, la température et les autres symptômes s'amendèrent et finirent par disparaître, sauf l'anémie et les douleurs qui persistèrent.

Le 10 octobre, le malade quitta l'hôpital dans un état satisfaisant.

Nous crûmes que ce malade, déjà rétabli en apparence, aurait repris son travail, lorsque un beau jour, le 23 novembre, il se présenta, de nouveau, à l'hôpital, couvert d'une belle éruption de verrugas. Il nous dit que, depuis sa sortie, il avait éprouvé très souvent des douleurs et des accès de fièvre.

Il faut bien remarquer que, dans ce cas, la fièvre a commencé en août, l'apyrexie (1) s'est établie le 22 septembre, et l'éruption ne s'est déclarée qu'en novembre.

A cette catégorie de faits appartient la grande majorité des cas de fièvre grave de CARRION.

Il résulte de tout cela que la fièvre grave de CARRION se confond cliniquement avec l'éruption de verrugas, quant aux phénomènes subjectifs, et qu'il est seulement permis, pour la

---

(1) Quand nous disons l'apyrexie, nous entendons seulement la fin de la fièvre continuelle, puisque plus tard, quand l'éruption est sur le point de paraître, la fièvre se rallume.

facilité de la description, de faire un chapitre à part pour les cas graves qui précèdent généralement l'éruption et qui ont, il faut l'avouer, une physionomie toute particulière, que reflète le tableau symptomatique, très agrandi, de l'éruption vulgaire de verrugas, en ce qui se rapporte aux manifestations générales. Mais, nous le répétons, il ne faut pas oublier que, depuis la fièvre de CARRION foudroyante, pour ainsi dire, jusqu'à l'éruption de verrugas la plus bénigne, il existe toute une série de cas qui établissent une gradation insensible, et rendent homogène cette entité morbide, si singulière.

Étiologie. — Comme la fièvre grave de CARRION n'est qu'une hyperinfection verruqueuse, tout ce que nous dirons dans ce paragraphe sur l'étiologie a trait à la fois à la fièvre grave de CARRION et à l'éruption courante de verrugas.

Il est difficile aujourd'hui de se soustraire à l'idée que la maladie de CARRION est une maladie parasitaire. Même avant la célèbre expérience de CARRION, le Dr Salazar (1), dans son excellente thèse sur la *Verruca andicola,* faisait entrevoir ce fait, lorsqu'il disait : « la maladie est produite par un principe spécial qui, comme tous les virus, est invisible et impalpable ; son véhicule ordinaire, c'est l'eau de quelques sources situées sur le versant occidental des Andes, d'après l'opinion généralement admise ». Ces paroles démontrent que, déjà à cette époque, il croyait à l'existence d'un poison spécial et spécifique qui, seul, pourrait engendrer la maladie. Cette opinion, traduite aujourd'hui en langage scientifique contemporain, veut dire que la maladie de CARRION a son microbe à elle, capable, à lui seul, de donner naissance à l'infection verrugueuse. Laissons de côté, pour le moment, ce point capital de l'étiologie, que nous reprendrons sous peu, et occupons-

---

(1) *Loco citato.*

nous des conditions qui préparent, entretiennent et activent la vie de ce poison organisé.

Nous connaissons déjà les endroits où naît la verruga. Nous savons qu'elle est endémique dans certaines quebradas du département de Ancachs et de Lima. Ces quebradas, d'après ce que nous avons dit, sont des défilés profonds, fermés par des montagnes plus ou moins élevées, où la chaleur et la végétation sont tropicales. Il y a des cours d'eau, peu considérables, qui arrosent le terrain et qui débordent à une certaine époque de l'année. Il résulte de cette disposition que les courants atmosphériques y circulent difficilement, le renouvellement de l'air s'y fait mal, et ces circonstances nous donnent la clef de l'explication de plusieurs phénomènes. Pourquoi, en effet, dans quelques cas, voyons-nous apparaître la fièvre grave de Carrion, tandis que, dans d'autres, c'est l'éruption bénigne qui se présente ? Voici comment nous croyons devoir expliquer ces faits, toutes choses égales d'ailleurs, et sans négliger l'existence d'autres facteurs importants. Les quebradas où germe la maladie de Carrion sont de deux ordres, eu égard à leur orientation : les unes sont parallèles à la côte, les autres sont perpendiculaires. Dans les quebradas parallèles à la côte, l'immobilité de l'atmosphère est à peu près complète, parce que les montagnes deviennent des barrières infranchissables aux vents venus de la mer et de la *Sierra* ; la température y est, dès lors, à peu près constante et très élevée, on dirait une serre, un grand appareil à culture, mis dans une étuve à température haute et uniforme. Dans ces conditions, le germe verrucogène acquiert toute sa puissance et produit la fièvre grave de Carrion. En effet, la ferme de *Santa Ana,* le village de *San Bartholomé,* le pont de *Verrugas,* le village de *Surco,* sont situés au fond de quebradas qui constituent des coudes de la quebrada principale de Huarochiri et qui ont, par suite, une orientation parallèle à la côte ; or, c'est dans ces endroits que nous voyons éclater les cas graves de la maladie de Carrion, et que l'on a vu se développer ces grandes épidémies de la fièvre grave de CARRION, qui nous ont laissé de si tristes souvenirs ; aujourd'hui même, elle y est endémique. Dans le département de Ancachs, le *callejon de Huaylas,* dont nous avons tant parlé, est constitué par une grande quebrada parallèle à la côte et, là aussi, existe la fièvre grave de CARRION, dans toute son intensité. Les fermes de *Ninabamba* et *Pacatqui,* situées dans la province de Pallasca (département de Ancachs), dans une profonde quebrada parallèle à la côte, sont ravagées par une fièvre très grave qui atteint ceux qui ne sont pas de la localité, les étrangers surtout, et qui n'est autre que la fièvre grave de CARRION ; or, dans cette quebrada pousse à merveille la canne à sucre, et la chaleur y est si suffocante qu'elle gêne souvent la respiration.

Par contre, les quebradas qui sont perpendiculaires à la côte jouissent d'une certaine ventilation : elles sont plus ou moins traversées par les vents de la mer et de la *Sierra ;* les variations de température y sont plus fréquentes, à cause de la plus grande facilité qu'a l'air de s'y renouveler. Donc, dans ces quebradas, c'est la maladie de CARRION bénigne, ou de moyenne intensité, qui prendra naissance ; et c'est justement ce qui arrive.

Les cours d'eau qui parcourent ces quebradas, et qui débordent à une certaine époque de l'année (janvier à juin), ont-ils une influence sur le développement de la maladie de CARRION ? Et tout d'abord, est-il vrai que le poison verrucogène se trouve dans l'eau ? Les notions vulgaires les plus anciennes et même l'autorité de quelques savants ont incriminé les eaux, qui seraient le véhicule ordinaire du poison verrucogène. *Tschudi* (1) affirme qu'il suffit de boire un seul verre de ces eaux pour contracter la maladie, tandis que ceux qui s'en passent ne la contractent pas. *Raimondi* (2), qui a tant

---

(1) TSCHUDI. *Archiv. für physiologische Heilkunde.* Stuttgart. 1845, p 378 et *Osterreichische medizinische Wochenschrift,* 1846, p. 505.
(2) RAIMONDI. El Perú, 1874.

fait pour les sciences naturelles du Pérou, croyait aussi à l'influence positive des eaux, et il prétendait que le poison verrucogène naissait des produits virulents des batraciens venimeux séjournant dans l'eau. D'après cette opinion, la verruga ne serait que le résultat d'un venin animal.

D'autres ont nié ouvertement l'influence des eaux, et c'est la tendance actuelle. M. *Dounon* (1) qui a fait, sur la verruga, un travail digne d'être consulté, est de ceux qui combattent cette prétendue propriété infectieuse des eaux.

Malgré le courant actuel, qui veut dépouiller ces eaux de toute influence spécifique, nous croyons qu'il est difficile de leur nier quelque part dans l'étiologie de la maladie. Le fait, tant de fois signalé, de personnes qui ont contracté la verruga et qui ne buvaient que de la bière ou de l'eau toute pure apportée d'ailleurs, ne nous convainc qu'à moitié, parce qu'il signifie tout simplement que le poison verrucogène ne se trouve pas seulement dans l'eau, mais qu'il vit aussi dans l'atmosphère et dans le terrain. Certes, si bien des personnes n'ont pas contracté la maladie, c'est qu'en buvant de cette eau elles jouissaient d'une immunité particulière, ou bien que la voie gastro-intestinale n'est pas, la plupart du temps, un chemin favorable pour l'absorption et la diffusion du germe pathogène. On a dit que l'analyse de ces eaux, recueillies dans des sources limpides qui sont, d'après tout le monde, les plus à craindre, n'a démontré aucun principe anormal, mais aurait fourni un résultat tout opposé. Ces eaux présenteraient, au contraire, tous les caractères d'une bonne eau potable. Nous ferons remarquer, toutefois, que si l'analyse chimique a démontré l'excellence de ces eaux, celles-ci n'ont encore jamais été soumises à un examen bactériologique minutieux, qui, seul, pourrait entrainer la conviction. Mais, comment se fait-il, nous dira-t-on, que le germe de la verruga, se trouvant dans l'eau,

---

(1) Dounon. Étude sur la Verruga. *Th. de Paris*, 1871.

ne vient pas jusqu'à Lima, transporté par la rivière *Rimac?*
Cette objection, qui semble démonstrative, perd absolument
de sa valeur, quand on se rappelle que la verruga ne commence
à se présenter qu'à quelques kilomètres de la Chosica. Or,
quoique la quebrada soit déjà formée bien en deçà de ce point,
avec les mêmes caractères topographiques et climatériques, la
verruga ne s'y présente jamais. Comment se fait-il donc que,
dans cette quebrada, dans les mêmes conditions apparentes, la
verruga cesse de se présenter, à un endroit à peu près mathé-
matiquement déterminé? Il y a là, sans doute, des causes qui
restent tout à fait ignorées, parmi lesquelles la température
et la ventilation nous semblent jouer un rôle prépondérant.
Le D^r La Puente (1) prétend avoir vu un cas de verrugas à
Lima, chez une demoiselle qui n'était jamais allée dans des
endroits verruqueux, et il attribue ce cas à l'infection produite par les eaux du Rimac. Quoique très sommairement
rapporté, voilà un fait insolite. Nos confrères qui exercent
depuis vingt ou trente ans à Lima, n'ont jamais observé un
cas semblable, et malgré la haute compétence de notre distingué confrère, nous faisons les plus grandes réserves, quant à
l'identité de ce cas, sans précédent. Mais, néanmoins, nous ne
rejetons pas la possibilité d'attribuer aux eaux un rôle spécial
et local dans la production de la maladie; et cela est d'autant
plus naturel, que si nous acceptons — ce qui est prouvé — que
le poison de la verruga se trouve dans le terrain et dans l'atmosphère, rien n'est plus rationnel que d'admettre que l'eau
peut dissoudre, pour ainsi dire, ce poison et le garder.
D'ailleurs, ce n'est pas le premier fait de ce genre que nous
constatons en pathologie. Personne ne niera aujourd'hui que
les germes de l'impaludisme se trouvent aussi dans l'eau, et
qu'ils peuvent infecter l'organisme, en se faisant un passage

____

(1) El Comercio. Lima, 1895, n° 19.922. Climatoterapia de la tisis pulmonar.
Lima en peligro.

par la voie gastro-intestinale, sans que, cependant, cette voie soit toujours forcément la seule que le germe choisisse de préférence. Nous croyons donc que les choses peuvent se passer de même dans la maladie de CARRION ; seulement, dans l'espèce, il faut que l'individu soit expressément soumis aux conditions mêmes dans lesquelles prend naissance le poison verrucogène.

La crue des eaux, les débordements ne sont pas sans effet sur la maladie de CARRION et, à cet égard, il y a lieu d'admettre un certain rapport entre elle et l'impaludisme. Notre intelligent et regretté ami *Garcia Merino* (1), qui a fait des études très minutieuses sur l'histoire naturelle du Pérou, pense que la crue des rivières de la côte n'a pas l'influence qu'on lui attribue généralement. Il croit que l'impaludisme n'est pas l'effet de ces variations hydrologiques, mais qu'il apparaît forcément chaque fois que se trouvent réunies les conditions nécessaires. Cela est si vrai, nous disait-il un jour, que, à Yca, chef-lieu du département du même nom, il eut l'occasion de remarquer que l'impaludisme s'est présenté quelquefois alors que la crue n'était pas survenue. Chose pareille, ajoutait-il, arrive avec ces diptères qui apparaissent à Lima au commencement de l'année, et qui sont vulgairement connus sous le nom de *palomitas de avenida* (thermex lucifugum); on croit en général que ces insectes indiquent l'approche de la crue. Or ces diptères arrivent parce qu'ils trouvent, à cette époque de l'année, les conditions de vie nécessaires ; la preuve en est qu'ils se présentent quand bien même la crue ne se produit pas.

Nous partageons absolument les idées de notre regretté ami García Merino ; mais nous admettons que, s'il est vrai que le développement de l'impaludisme ne tient pas rigoureusement aux changements périodiques des eaux, ces derniers ont cependant une certaine influence, en ce sens que les débor-

---

(1) GARCIA MERINO. Travaux inédits.

dements produisent des marais, remuent plus ou moins les terrains où vivent les germes malariens et, par conséquent,
contribuent à activer, à augmenter la puissance des effluves.

Si nous parlons de l'impaludisme, c'est que nous pensons
que des règles analogues président à la vie du germe verrucogène. A partir du mois d'avril, lorsque les eaux commencent
à baisser, les cas de verrugas augmentent, et cela est dû, très
vraisemblablement, aux fermentations développées par la chaleur dans les terrains ainsi mis à sec.

D'après tout cela, nous admettons que le poison verrucogène se trouve surtout dans le terrain et dans l'atmosphère.
Malheureusement, on n'a pas encore fait l'analyse bactériologique des terres verrucogènes, non plus que celle de l'atmosphère ; c'est un *desideratum* qu'il est indispensable de combler.
Néanmoins, le fait, que les bouleversements de terrains qui
eurent lieu pendant la construction du chemin de fer produisirent une épouvantable épidémie de la fièvre grave de CARRION,
parle d'une façon presque décisive en faveur de cette opinion.

Dounon, dans son excellent travail déjà cité, exprime le
même avis, mais il cherche à démontrer que la verruga n'est
que l'impaludisme, modifié sous certaines conditions. Il dit,
en effet : « quant à l'analogie du miasme de la verruga et du
« miasme paludéen, elle a en sa faveur les considérations
« suivantes :

« L'un et l'autre ne produisent leurs effets qu'après un
« temps variable, et pas à coup sûr.

« C'est au moment où la terre se dessèche que l'un et
« l'autre ont le plus d'activité. La verruga survient si souvent
« en même temps que la fièvre intermittente et que la cachexie
« paludéenne, qu'il n'est pas irrationnel de supposer que, se
« développant dans des conditions identiques, ces trois affec-
« tions aient des causes pathogéniques analogues.

« La fièvre des marais a, sur les hauteurs, exactement la
« même limite que la verruga. L'une ne se rencontre pas là
« où l'autre n'existe pas. Il n'en est pas ainsi au débouché des

« vallées, du côté de la mer ; mais il se pourrait bien que cela
« fût dû à la diffusion des miasmes qui ne seraient plus assez
« concentrés pour produire la verruga ».

Tous ces raisonnements sont très séduisants, si l'on veut ;
mais, comment se fait-il que, l'impaludisme étant une maladie
universellement répandue, la verruga n'existe qu'en certains
endroits très limités du Pérou ? Comment se fait-il que bien
des cas de la maladie de Carrion grave évoluent sans engorgement de la rate ? Comment se fait-il que la quinine ne produise pas le moindre effet sur la maladie de Carrion, même
employée à hautes doses ? Et enfin, preuve décisive, dans les
examens du sang des verruqueux que nous avons pratiqués,
nous n'avons jamais trouvé les hématozoaires de Laveran, ni
quoi que ce soit qui leur ressemble, à moins qu'il n'y ait eu
une concomitance d'impaludisme, notion qui nous autorise à
penser que les germes verrucogènes sont bien différents de
ceux de l'impaludisme.

Toutes ces considérations nous obligent à combattre la
tendance à rapprocher la maladie de Carrion de l'impaludisme.
Pour nous, ces deux maladies n'ont d'autre lien étiologique
qu'une même origine tellurique.

Quelles sont, maintenant, les conditions individuelles qui
favorisent l'éclosion de la maladie de Carrion ? Il n'y a pas
de sexe, il n'y a pas d'âge, il n'y a pas de race qui en soit à
l'abri. Elle atteint les vieillards comme les nouveau-nés (1),
et peut même se transmettre de la mère à l'enfant, pendant la
vie intra-utérine. Notre confrère et ami le D\u02b3 Samuel Garcia
nous a communiqué le fait d'une malade qui entra à l'hôpital de
« Santa Ana », atteinte de verrugas en pleine éruption, et qui
était enceinte : elle accoucha d'un enfant qui portait lui-même
des verrugas, dont l'une, très belle, siégeait sur une fesse.

____

(1) Dans le n° 147 de la *Crónica Médica* du 15 février 1895, le D\u02b3 Campodonico a rapporté un cas, fort intéressant, de verrugas chez un enfant de deux mois et
demi, qui présentait des verrugas disséminées un peu partout.

Les nouveau-nés sont, généralement, très gravement atteints par la maladie ; la fièvre grave de CARRION surtout est inexorable pour eux. Tous les cas que nous connaissons ont eu une issue fatale. Il est incontestable que les vieillards jouissent d'une certaine immunité, comme il arrive pour un grand nombre de maladies infectieuses.

La débilité organique, congénitale ou acquise, est une cause banale qui prédispose à contracter la maladie ; mais une cause positivement efficace, c'est l'*acclimatation*. Nous avons vu un grand nombre d'étrangers très robustes et très sains succomber rapidement à une fièvre grave de CARRION ; les indigènes mêmes qui ne sont pas originaires des lieux verruqueux contractent, très souvent, la fièvre grave de CARRION. Par contre, les individus qui sont nés dans les quebradas, où règne la maladie, ou qui y vivent depuis longtemps, sont rarement atteints par cette fièvre grave.

On a prétendu que les nègres jouissaient d'une certaine immunité. Mais nous devons faire remarquer que les nègres s'aventurent très difficilement dans ces quebradas. Pour notre part, nous croyons que cette immunité n'existe pas.

Les animaux souffrent aussi des *atteintes* de la maladie de CARRION, et il est fréquent de voir des chevaux, des mules, des ânes, des chiens, des porcs, des llamas, des vaches, des poules, des dindes présentant des verrugas. Les tumeurs acquièrent, chez ces animaux, surtout chez les solipèdes, des proportions parfois inouïes, ce qui a valu à ces tumeurs le nom de *mulaires*. La maladie produit, chez eux, les mêmes symptômes que chez l'homme, et l'apparition des douleurs articulaires ou musculaires est facile à deviner par l'incapacité des mouvements, ou la claudication, dont les animaux sont atteints. Il nous paraît évident que la fièvre grave de CARRION peut aussi se développer chez eux. La mort rapide et parfois subite des bêtes de somme, dans les quebradas où règne la maladie de CARRION, mise sur le compte de l'impaludisme pernicieux, doit, peut-être en grande partie, être rapportée à cette fièvre.

La maladie de CARRION est-elle contagieuse ? Quelques médecins ont admis la contagiosité de la maladie de CARRION. Ce qui est prouvé, c'est son inoculabilité, comme nous l'avons déjà dit, mais il ne s'ensuit pas qu'elle soit contagieuse. Nous rejetons, absolument, cette propriété, parce que nous sommes habitué à voir des malades atteints de verrugas vivre en promiscuité avec tout le monde, sans qu'il se soit jamais produit un exemple probant de contagion. On a beaucoup parlé d'un cas de contagion survenu chez une personne appartenant à une famille distinguée, qui n'était jamais allée dans des endroits verruqueux. Dans le but de contrôler le fait par nous-même, nous nous sommes adressé personnellement à la famille ; notre enquête a eu pour résultat de nous convaincre que ce prétendu cas de contagion est de pure fantaisie. Nous ne nions pas absolument la possibilité de quelques cas isolés de contagion, mais nous affirmons que dans ceux-là il y a eu aussi inoculation. En un mot, nous repoussons d'une façon tout à fait catégorique la contagiosité de la maladie de CARRION, dans le sens que la pathologie attribue à ce terme.

La maladie de CARRION est-elle sujette à récidiver ? Nous connaissons, pour notre part, deux cas de récidive parfaitement avérés. Chez l'un, la période intercalaire a été de trois ans et, chez l'autre, de cinq. Mais, il faut bien se garder d'envisager comme des récidives les cas où la maladie affecte une marche très longue et où l'éruption se fait par étapes très espacées ; aussi n'osons-nous pas être très catégorique quant à la réalité des récidives dont on parle souvent. D'une façon générale, la maladie de CARRION ne se présente qu'une seule fois dans la vie.

Jusqu'à présent, nous n'avons pu découvrir aucune maladie qui conférât l'immunité contre la maladie de CARRION. Il y en a quelques-unes qui semblent lui imprimer des modifications plus ou moins sensibles. Ainsi, la syphilis et la tuberculose paraissent enrayer la maladie ou du moins interrompre sa marche régulière ; elles prennent alors le dessus, et évoluent avec une rapidité plus grande que d'ordinaire, avec une allure plus grave. Dans nos observations de verruqueux, nous trouvons assez souvent la syphilis parmi les antécédents.

L'impaludisme peut aussi se greffer sur la maladie de CARRION, et cette association constitue vraiment, dans notre pratique hospitalière, un des problèmes cliniques les plus difficiles à résoudre. Néanmoins, il nous semble que, dans une pareille situation, la quinine doit être une ressource précieuse, capable à elle seule de dévoiler et de rompre cette malheureuse concomitance. Il est à croire que cette combinaison morbide n'est pas rare. Mais l'on doit peut-être regarder comme complexes les cas où l'on voit la fièvre céder, ou du moins se modifier sous l'action de la quinine. Toutefois, il est tout naturel de penser que l'impaludisme y a joué un certain rôle.

Dans un certain nombre de cas il est possible de démontrer l'existence d'un impaludisme concomitant; c'est ainsi que tout dernièrement nous avons observé un malade dans notre salle San Roque, n° 16, qui était atteint d'une maladie de CARRION en pleine éruption. Chez ce malade on remarquait une grande exacerbation fébrile tous les quatre jours, le soir. Ce type thermique, tout à fait insolite dans la fièvre de la maladie de CARRION, nous fit penser à la possibilité d'une greffe de l'impaludisme. Dans le but d'écarter cette inconnue, nous donnâmes la quinine : le résultat fut absolument démonstratif, car l'accès ne revint plus.

Cela nous mène à penser qu'il est toujours bon et même nécessaire de donner la quinine dans tous les cas, ceux même de simple fièvre rémittente, car ce médicament peut être administré sans aucun danger dans la maladie de CARRION.

Anatomie pathologique. — Dans ce paragraphe nous n'aurons affaire qu'aux lésions produites par la fièvre grave de CARRION.

ODRIOZOLA.   7

Les lésions que l'on y rencontre sont peu considérables, eu égard à la gravité de la maladie et aux phénomènes bruyants qui l'accompagnent. Un fait anatomo-pathologique général domine l'état des divers organes, c'est l'*anémie*. Depuis la peau jusqu'aux profondeurs de l'organisme, tous les tissus sont pâles, exsangues. Néanmoins, les complications locales, congestives ou inflammatoires, ne sont pas rares et altèrent l'uniformité de cette pâleur, en quelque sorte caractéristique. Il est en effet fréquent de voir des foyers congestifs ou inflammatoires du côté des poumons, surtout aux bases ; de même, on peut observer une congestion clairsemée sur la muqueuse intestinale, ou une véritable entérite.

Le sang est très liquide, se coagule très lentement et a un aspect noirâtre. Nous en reparlerons.

Le péricarde contient la plupart du temps une quantité de liquide séreux plus ou moins considérable. Les cavités du cœur sont vides ; et on y trouve très souvent des caillots fibrineux adhérents aux parois et se prolongeant jusque dans les grands vaisseaux.

Le foie et la rate sont fréquemment engorgés. Cette hypertrophie portant sur le foie atteint parfois un volume tel que, pensant à une hépatite suppurée, on a pu faire de grossières erreurs de diagnostic. La rate peut également augmenter à tel point qu'elle descend presque jusqu'à la fosse iliaque : elle peut donner l'illusion de la cachexie paludéenne. Dans ce dernier cas il est surprenant de voir ce viscère, une fois l'éruption apparue, se réduire rapidement. Il ne faudrait pas croire que l'engorgement de ces deux organes soit constant. Nous avons constaté plusieurs exemples où la rate était d'un volume normal quelquefois même réduit. Mais il est également vrai que l'engorgement du foie est plus constant que celui de la rate : nous l'avons enregistré dans presque toutes nos observations. La rate se présente ramollie, plus ou moins friable. Le foie offre bien souvent à la coupe le caractère ardoisé, propre à l'impaludisme et qui révèle la destruction des globules rouges.

Les ganglions lymphatiques sont totalement engorgés et cette hypertrophie dépasse celle qu'on observe dans une anémie vulgaire ; ceux du mésentère surtout acquièrent parfois un volume comparable à celui que l'on trouve dans la tuberculose ou dans la leucocythémie ganglionnaire. Nous regardons l'engorgement des ganglions lymphatiques comme un excellent signe diagnostique, très appréciable aux régions accessibles, telles que la nuque, la région sus-claviculaire et carotidienne, les aisselles, les aines, etc.

Les plaques de Peyer et les follicules clos sont aussi très généralement augmentés de volume.

L'analyse de l'urine ne nous a fourni aucun résultat positif. On a prétendu que l'indican augmentait et on a voulu établir, sur le surcroît de cette matière dans l'urine, un bon signe de diagnostic. Mais il n'en est rien ; la présence de cette substance indique tout simplement des troubles digestifs. Notre ami, M. Alfred Bignon, pharmacien très compétent, et notre collègue, M. Manuel Velazquez, professeur de chimie, agrégé à la Faculté de Médecine, ont eu la bonté de nous prêter leur utile concours : ils n'ont pu trouver d'altérations quantitatives capables de constituer un moyen de diagnostic effectif, et tous deux ont constaté simplement les caractères d'une urine fébrile. On rencontre parfois des traces d'albumine, mais pas de glucose comme on l'a prétendu à tort.

Nous avons quelquefois examiné aussi la moelle des os et nous avons constaté des signes évidents de prolifération active des éléments hémopoiétiques.

Il résulte de tout cela que les seules lésions importantes sont l'anémie et l'engorgement des organes hémopoiétiques.

Bactériologie. — Ce chapitre de la maladie de CARRION n'est pour ainsi dire qu'ébauché.

Le Dr *Izquierdo* a été le premier à faire des études en ce sens et les résultats de ses recherches sont consignés dans les *Archives de Virchow,* vol. 99, 1885.

Ses expériences ont porté sur quelques fragments de

verrugas qui lui furent envoyés de Lima, dans de l'alcool concentré.

Il prétend avoir trouvé un microbe bacilliforme de 8 à 12 et parfois 20 µ. Ce microbe serait plus gros que le bacille de Koch et ses différentes dimensions seraient peut-être en rapport avec les phases de son développement. Ces bacilles se trouvent dans le stroma des tumeurs, mais les plus nombreux, qui sont de longueur moyenne, se trouvent généralement dans la peau saine ou dans les vaisseaux sanguins. Examinés à un fort grossissement, ils ressemblent à de petites tiges surmontées de petites dilatations ou nœuds. L'immersion homogène fait reconnaître que les tiges sont formées par une série de petits grains sphériques ou presque elliptiques qui, fortement colorés, paraissent réunis par une substance moins bien colorable. L'auteur pense que ces petits grains sont des *coccus*.

Les bacilles trouvés par le Dr Izquierdo sont-ils vraiment ceux qui produisent la maladie de Carrion ? Le fait est possible, mais nous ferons remarquer que les tumeurs verruqueuses ont été examinées longtemps après leur séjour dans l'alcool concentré. Personne n'ignore que ce retard peut faire varier profondément le résultat de l'observation. Ces examens, pour être concluants, doivent être faits sur des tumeurs fraîches ou sur le sang récemment recueilli. D'un autre côté il nous manque les inoculations des cultures faites à des animaux, qui seules pourraient entraîner la conviction.

Le Dr *Florez,* en 1887, ensemença le sang d'un malade atteint de verrugas dans deux tubes d'agar-agar. Ces tubes furent mis dans une étuve à 37° pendant quatre jours consécutifs et l'on vit apparaître deux stries blanchâtres à l'endroit inoculé. Au cinquième jour l'agar-agar s'était ramolli. Les préparations faites avec cette culture et colorées au violet de méthyle démontrèrent la présence de *coccus* réunis pour la plupart les uns aux autres et affectant la forme de chaînettes.

Il est incontestable que le D' Florez s'est mis dans de meilleures conditions pour arriver à un bon résultat, en prenant directement le sang du malade, mais la preuve confirmative des inoculations fait défaut.

Quand on examine le sang au microscope, on peut constater presque immédiatement une diminution plus ou moins considérable des globules rouges, en même temps qu'une réduction de sa matière colorante. La quantité des globules rouges peut baisser au point d'atteindre un million.

Tel est le cas d'un malade que nous avons vu avec les D'' Florez, Castillo, Almenara, Matto, Villar et Gaffron, chez qui l'anémie était vraiment insolite. Les globules blancs peuvent être un peu augmentés, mais, la plupart du temps, nous n'avons pas trouvé d'augmentation bien considérable. Ce qui abonde généralement ce sont les globules nains. La diminution de l'hémoglobine peut être considérable et baisser jusqu'à 4, comme nous en avons observé un cas. Parcourant le champ, en diverses directions, il est facile de constater des débris de globules et des particules de pigment en plus ou moins grand nombre.

Quoique peu familiarisés avec les études bactériologiques, nous avons cherché à nous rendre compte par nous-même de cette importante question ; nous allons reproduire la série d'expériences que nous avons entreprises et mettre en lumière le résultat de nos recherches.

Nous devons déclarer que notre élève *Tamayo,* qui nous a aidé dans une grande partie de ces expériences, a été pour nous un auxiliaire intelligent et fort utile.

Nous pouvons diviser ces expériences en deux catégories : celles que nous avons faites chez les malades atteints d'éruption de verrugas qui n'étaient plus fébriles et celles que nous avons pratiquées chez les malades atteints d'éruption, fébricitants ou sous le coup de la fièvre grave de CARRION.

Dans la première catégorie de faits, nous n'avons jamais

obtenu aucun résultat, malgré tout le soin que nous y avons apporté.

C'est seulement dans la seconde catégorie de malades, c'est-à-dire chez les fébricitants, que nos résultats ont été constants. L'examen du sang chez ces malades nous a toujours permis de constater les mêmes éléments morphologiques. Nous avons employé diverses méthodes colorantes, mais jusqu'à présent nous ne sommes arrivés à les colorer qu'avec du *Loëffler*.

Quand on examine une préparation colorée de cette façon on peut apercevoir les globules blancs teintés en vert, les globules rouges en bleu et les microbes dont nous allons parler en bleu foncé ou noir.

Ces microbes ressemblent beaucoup au bacille de *Pfeiffer*. Ils mesurent à peine 2 μ. à 6 μ. Ils ont leurs extrémités un peu arrondies. On aperçoit souvent soit aux extrémités soit sur toute leur étendue des granulations tout à fait noires, comme s'ils étaient en travail de sporulation (1). On en compte généralement deux ou trois, rarement davantage, qui donnent aux microbes un aspect granuleux assez bizarre.

Un grand nombre de ces microbes sont si petits qu'ils ressemblent à des *coccus*: ce fut notre première impression au début, mais en observant attentivement on voit bien qu'il s'agit de bacilles très courts. Il peut se faire aussi que leur diverse orientation change apparemment leurs dimensions.

Nous avons ensemencé le sang de ces malades dans divers milieux; mais le bouillon seul nous a donné des résultats concordants. A la température constante de 37° nous avons vu le bouillon se troubler dès le deuxième jour. Nous avons déjà fait plusieurs cultures et toujours avec les mêmes résultats. Les microbes de ces cultures se colorent bien par les diverses méthodes (Loëffler, Ziehl, Gram, vert de

---

(1) Peut-être s'agit-il là, dans bien des cas, d'une condensation protoplasmique.

gentiane, etc.) contrairement à ce qui arrive avec les microbes du sang. Les microbes des cultures sont bien plus développés, présentent le même aspect granuleux sur lequel nous avons déjà insisté. Quelques-uns mesurent 10 et 12 μ.

Jusqu'à présent, nous avons fait deux inoculations à deux chiens, mais sans aucun résultat. Cependant notre deuxième chien a eu cinq jours de fièvre et il est très probable que notre échec est dû en partie aux mauvaises conditions d'expérimentation que le temps et une étude patiente pourront corriger.

Les résultats de nos observations microscopiques ont été et sont d'une telle constance que, malgré le défaut des inoculations, il est bien probable qu'il s'agit là du germe générateur de la maladie de CARRION, du microbe que nous avons décrit.

Nous avons l'espoir qu'en modifiant les conditions expérimentales des inoculations, nous arriverons à un résultat satisfaisant, bientôt peut-être.

Nous mettons sous les yeux du lecteur une figure représentant une culture du microbe colorée avec du *Loëffler*.

Symptômes. — Dans ce paragraphe nous n'aurons en vue que la symptomatologie de la fièvre grave de CARRION.

Nous avons déjà dit qu'au point de vue clinique il est impossible d'en faire une description isolée tant ses rapports sont intimes avec la maladie éruptive. Mais il est incontestable que les cas appelés autrefois « fièvre de la Oroya » ont une physionomie particulière et un cachet de ressemblance assez réel entre eux pour justifier la nécessité d'en faire une étude à part.

Comme toutes les maladies infectieuses, la fièvre grave de CARRION a une période d'incubation encore mal déterminée. Chez CARRION elle a été de vingt-un jours, mais il s'est agi là d'un cas d'inoculation. Il est probable que cette période se prolonge davantage lorsqu'on contracte la maladie d'une façon naturelle. D'après nos observations cette période peut osciller entre quinze, trente-cinq ou quarante jours. On comprend d'ailleurs qu'elle puisse varier selon une foule de circonstances qu'il est inutile de passer en revue.

La période d'invasion peut traîner pendant quelques jours ; c'est le cas habituel. Les malades éprouvent vers le soir une courbature très accentuée, avec céphalalgie plus ou moins violente, des douleurs aux jointures, particulièrement aux genoux, aux chevilles et aux petites articulations des mains et des pieds ; ils se plaignent aussi de grandes douleurs dans les muscles des membres inférieurs. Cette courbature est quelquefois d'une telle intensité que les malades prétendent éprouver au moindre essai de marche une sensation de rupture, de craquement général de tout leur squelette. Ces troubles surviennent à peu près régulièrement tous les jours, pendant un ou deux septenaires. Alors éclate un grand frisson ou bien des frissons répétés et la fièvre s'allume, atteignant quelquefois plus de 40°. Les douleurs articulaires et musculaires deviennent intenses ; le malade peut à peine bouger dans son lit, accuse un abattement plus ou moins considérable, une soif vive, une anorexie absolue ; quelquefois la présence des aliments provoque des nausées. La céphalalgie, généralement frontale, est intense, la rachialgie est gênante, l'insomnie opiniâtre.

La fièvre se prolonge, l'anémie augmente rapidement, le pouls et la respiration deviennent fréquents. On entend à la base du cœur et dans les artères du cou des souffles qui provoquent un bourdonnement d'oreilles pénible et troublant pour le sommeil. La langue devient pâle, étalée, quelquefois couverte d'un enduit saburral, plus ou moins sec. Les gencives pâlissent. Les vomissements sont fréquents et opiniâtres. Des hémorragies surviennent parfois. Le malade ne peut s'asseoir dans son lit sans éprouver des vertiges, et même des syncopes. L'épigastre et les hypocondres deviennent sensibles. On trouve généralement un engorgement du foie, de la rate, ainsi que des ganglions lymphatiques. Des pétéchies apparaissent très souvent. Au fur et à mesure que la maladie avance, l'agitation augmente, il y a du subdélire, le sommeil est troublé par des rêves. Tous ces symptômes s'accentuant, le malade tombe dans le coma, ou bien succombe avec quelque complication pulmonaire ou intestinale, qui accompagne souvent la maladie. Lorsque la terminaison est heureuse on voit la température baisser, en même temps que diminue l'intensité des phénomènes décrits. Ainsi on voit l'agitation se calmer, l'appétit commence à revenir, le malade peut dormir un peu, les mouvements sont plus faciles et ne s'accompagnent plus de vertiges, l'anémie décroît et le malade ressent un bien-être encourageant.

Fièvre. — On croit généralement que la température, dans la fièvre grave de Carrion, n'a pas une marche fixe, mais qu'elle est très irrégulière. Y a-t-il quelque chose de fondé dans cette assertion ? Si nous considérons les faits dans leur ensemble, cette irrégularité de la température est indéniable ; les courbes thermiques sont on ne peut plus irrégulières, contradictoires même ; il n'y en a pour ainsi dire pas deux qui se ressemblent. Mais si nous faisons une étude comparative de tous les cas et si nous cherchons les rapports qui peuvent exister entre ces variations de la température et l'apparition des divers phénomènes, il nous sera aisé de surprendre bien des fois l'origine de ces courbes apparemment capricieuses, et de saisir leurs connexions soit avec l'éruption, soit avec la façon d'agir du poison verrucogène, soit avec l'intervention thérapeutique.

On ne doit pas oublier que dans la fièvre grave de Carrion il y a toujours un élément fondamental, prêt à entrer en activité, c'est l'*élément éruptif*. D'un autre côté, l'impaludisme peut se greffer sur la maladie initiale, et troubler profondément la marche régulière de la température. En troisième lieu, il faut faire la part des complications congestives ou inflammatoires qui peuvent surgir. Enfin, nous devons aussi tenir compte de l'influence thérapeutique qui est un des grands facteurs capables de rompre la régularité de la courbe thermique, car l'emploi de la quinine et des antipyrétiques est indispensable, ne serait-ce que comme moyen de diagnostic. Ainsi donc, si nous voulons connaître la marche réelle de la température, il faut choisir les cas où aucune de ces circonstances ne s'est présentée et envisager purement et simplement les cas de fièvre grave de CARRION dénués de toute influence soit morbide soit thérapeutique. Nous sommes convaincu que, dans ces cas, la température suit une marche régulière, toujours la même et qu'il est important de connaître.

Dans le plus grand nombre des cas la température ne monte pas très haut dès le début; en général, il s'écoule quelques jours, même plus d'une semaine, avant que la colonne thermique atteigne un niveau très élevé. Ordinairement il apparaît un peu de fièvre tous les jours ou tous les deux jours, l'après-midi ou le soir; la température ne dépasse pas 38°, 38°5, 39°, rarement davantage ; c'est ce qu'on pourrait appeler la *période fébrile préparatoire*. Dans un autre groupe de faits cette période préparatoire n'existe pas et la fièvre s'installe brusquement, commençant par un grand frisson suivi de forte fièvre (40° et plus) et de sueurs abondantes. D'autres fois, le frisson est le point de départ d'une fièvre rémittente. Par conséquent, on doit admettre deux formes de la fièvre, le type *intermittent* et le type *rémittent*. Dans tous les cas, qu'il y ait ou non période préparatoire, les malades et les médecins mêmes croient à une fièvre paludéenne et les uns et les autres s'en rapportent, pour la guérison, au sulfate de quinine ; les malades ne gardent généralement pas le lit. Lorsque la période préparatoire, qui peut durer dix jours et même davantage, existe, les divers phénomènes qui accompagnent la fièvre se manifestent, mais ils ne sont pas très intenses. Tout à coup apparaît le frisson suivi d'une forte élévation thermique et alors la fièvre s'installe définitivement, tout comme dans les cas où elle commence brusquement : la période d'*état* est établie. Le type intermittent est quotidien et vespéral, plus rarement tierce. Ce type, qui a toutes les apparences d'une fièvre paludéenne, est moins fréquent que le type rémittent et il ne conserve généralement pas ce caractère jusqu'à la fin ; facilement il se transforme en rémittent.

Le type rémittent est le type ordinaire, c'est celui qui domine l'évolution de la courbe fébrile. Le matin on constate 37°5, 38°, 38°5 et même 39° ; le soir 38°5, 39°, 40°, et même plus. Lorsque la convalescence tend à s'établir, en même temps que tous les symptômes s'amendent, la température descend, si bien qu'il y a d'abord apyrexie le matin, et plus tard le soir ; la durée moyenne est de vingt-cinq ou trente jours. Lorsque le cas est mortel, et c'est malheureusement ce qui arrive souvent, la température peut varier dans deux sens tout à fait opposés : ou bien elle se maintient élevée (40°), ou bien, au bout de quelques jours, elle descend jusqu'à l'apyrexie ou même jusqu'à l'hypothermie : le matin il y a 36° et même moins, le soir 37°. Nous avons constaté que ces derniers cas sont les plus graves.

Il suit de tout ce que nous venons de dire que la marche de la température, dans cette fièvre, a une importance capitale.

Il nous a semblé utile d'insister un peu longuement sur les diverses particularités relatives à la marche de la température parce que nous croyons qu'on en a généralement fourni des données erronées ; il est indéniable cependant qu'on peut en tirer des signes pronostiques d'une assez grande valeur.

Par conséquent, nous sommes autorisé à formuler quelques conclusions :

1° *Il y a deux types dans la fièvre grave de Carrion : l'un intermittent, l'autre rémittent ;*

2° *Dans bien des cas il y a une période qu'on pourrait appeler préparatoire, dans laquelle la fièvre n'est pas très élevée, et qu'il est difficile de constater en raison de ses symptômes peu accusés, si insignifiants même, que le malade peut continuer ses occupations et pense rarement à consulter un médecin;*

3° Le type rémittent est celui qui domine l'évolution de la fièvre;

4° Souvent la fièvre disparaît au bout de quelques jours; l'apyrexie ou l'hypothermie surviennent et les malades meurent dans une profonde adynamie;

5° Lorsque, avec l'abaissement de la température, tous les symptômes s'amendent, la guérison est presque sûre, toutes les fois que cette rémission est durable;

6° On peut établir trois périodes dans le cycle thermique: la période d'invasion, brusque ou traînante (période préparatoire); la période d'état, dominant le type rémittent, et la période de déclin qui se termine par la mort, par la guérison ou par l'éruption de verrugas.

Nous mettons sous les yeux du lecteur quelques tracés thermiques, parmi lesquels se trouve celui que nous a fourni l'expérience faite par Carrion sur lui-même.

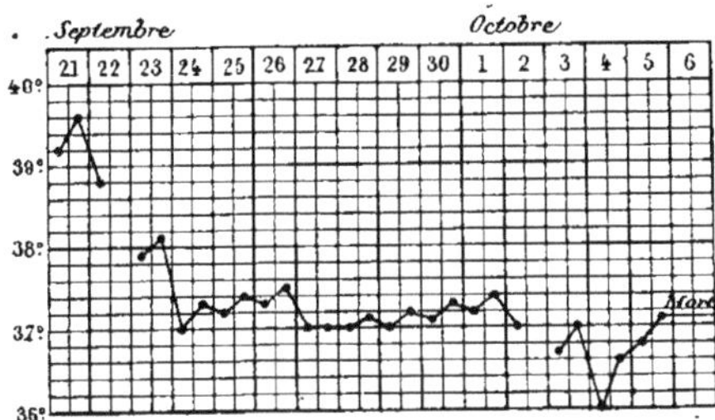

Graphique 1. — Cycle thermique observé chez Carrion. — Inoculation de la verruga le 27 août 1885. — Apparition des premiers symptômes le 17 septembre. — Mort le 5 octobre.

Anémie. — L'anémie, dans la fièvre grave de Carrion, constitue le symptôme objectif prédominant. Il n'y a pas une seule maladie qui présente ce symptôme à un si haut degré et qui survienne dans un laps de temps plus court. Cette anémie est si profonde qu'elle est seulement comparable à celle qui est la conséquence d'une hémorragie abondante. L'aspect du malade est, de par ce symptôme, vraiment caractéristique. On le voit étendu sur son lit, la physionomie languissante et égarée, d'une blancheur de cire presque transparente ou avec un teint jaunâtre, ictérique. Les lèvres, les narines, les conjonctives, les gencives, la langue sont exsangues. Les ongles laissent voir leur matrice tout à fait décolorée. Ces pauvres malades ont de la peine à parler et leurs mouvements sont lents et laborieux ; ils tournent lourdement la tête d'un côté et de l'autre, soit par suite de l'irrigation cérébrale insuffisante, soit plutôt pour se mettre en garde contre les vertiges, soit enfin à cause des douleurs et des crampes. Lorsque la fièvre est élevée les malades osent à peine se mettre sur leur séant par crainte du vertige.

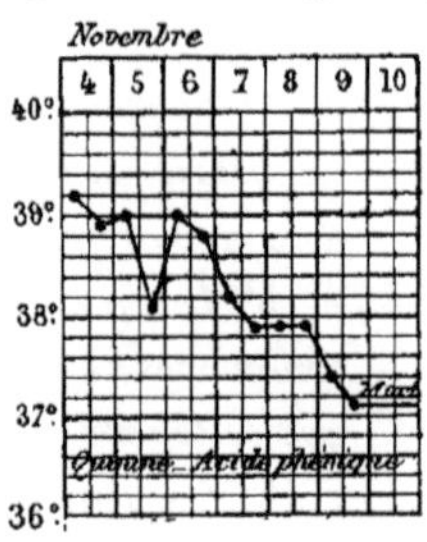

Graphique 2. — Fièvre grave de CARRION.
Cas observé par le Dr Mestanza à l'Hôpital militaire de « San Bartolomé » (Service du Dr Salazar n° 14.
La fièvre commença les premiers jours du mois d'octobre.

La coloration jaunâtre, même ictérique, se présente bien souvent et elle est surtout visible sur les conjonctives. Son

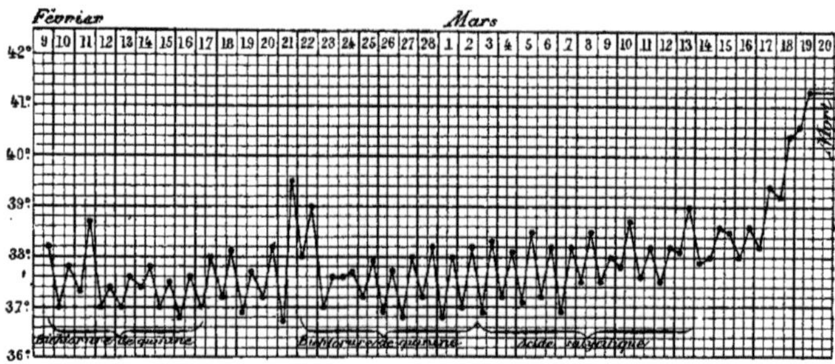

Graphique 3. — Fièvre grave de CARRION. — Hospital Dos de Mayo.
Salle San Roque n° 19 (Service du Dr Odriozola). — Entrée le 9 février 1894.

origine nous semble complexe ; l'engorgement du foie, d'un côté, produisant la polycholie, et, de l'autre, la destruction des globules rouges peuvent nous en rendre compte. Nous

croyons que ce dernier mécanisme est la source habituelle
de cette teinte jaunâtre, qui est en un pseudo-ictère. La
coloration jaunâtre est tellement prononcée parfois que, dans
un cas que le D⟨r⟩ Quivoga y Mena nous a montré, dans son
service de l'hôpital « Dos de Mayo », nous avons cru au premier abord à un ictère grave.

Comme conséquence de la profonde anémie, le malade
éprouve des maux de tête, des névralgies, des nausées, des
vomissements, des bourdonnements d'oreilles.

Le pouls est fréquent, mou, dépressible et, avec une température de 37°, on peut compter 120, 130, 140 pulsations ; au
moindre mouvement elles augmentent de fréquence. La respiration s'accélère proportionnellement à la fréquence du
pouls ; dans bien des cas il y a une véritable dyspnée.

Le sommeil devient difficile, généralement interrompu par
des rêves fatigants. On entend à la base du cœur un souffle
systolique plus ou moins intense et plus ou moins précoce,
qui se propage le long des artères du cou, affectant tantôt le
caractère d'intermittence, tantôt celui de continuité. Le malade
lui-même entend ses souffles (souffle carotidien) et ce bruit
lui devient un véritable supplice. Il est souvent facile de
constater un frémissement cataire à la région précordiale et
sur le trajet des artères.

Il ne faudrait pas croire que les souffles sont en rapport
direct avec l'intensité de l'anémie. Nous avons eu maintes fois
l'occasion de percevoir un souffle très faible là où l'anémie
était profonde et réciproquement.

Ce qui est vraiment frappant dans l'anémie de la fièvre
grave de CARRION, c'est la rapidité avec laquelle elle s'installe.
Les personnes les plus robustes, à tempérament sanguin bien
accentué, changent en quelques jours et de telle façon qu'il
faut être témoin de leur métamorphose pour en avoir une
idée. A tout cela se surajoute ce contraste remarquable d'une
anémie si profonde avec une fièvre de 40° ou plus et où l'on
voit toutes les artères — celles du cou particulièrement —

battre d'un mouvement vermiculaire comparable au pouls de Corrigan.

Hémorragies. — Dans la fièvre grave de CARRION les hémorragies ne sont pas rares. L'*épistaxis* est la plus fréquente. Elle peut être assez abondante pour mettre en danger les jours du malade. Elle partage l'opiniâtreté commune à toutes celles qui éclatent dans les fièvres infectieuses et exigent souvent l'emploi du tamponnement.

L'*entérorragie* est beaucoup plus rare ; nous ne l'avons jamais vue, pour notre part.

Les *pétéchies* sont fréquentes. On les voit au ventre et à la poitrine ; plus fréquemment au cou, à la face et aux membres. Il est important de bien en suivre la marche, parce que parfois elles grandissent, se transforment en tout petits boutons rouges ou roses .et peuvent être le point de départ d'une petite verruga.

Nous nous sommes déjà occupé des rapports qu'il y a entre la fièvre grave de CARRION et l'éruption de verrugas et des divers cas qui peuvent se présenter. Nous avons laissé de côté à dessein l'étude d'une autre série de cas qui ont leur place tout indiquée dans ce paragraphe.

Nous savons déjà que la fièvre grave de CARRION et l'éruption de verrugas, envisagées dans leurs rapports réciproques, peuvent comprendre trois catégories : 1° des cas où la fièvre de CARRION précède l'éruption, et où l'on constate, entre les deux, une période intercalaire, variable, qui est caractérisée par l'apyrexie ou plus souvent par une fièvre vespérale peu considérable et irrégulière, accompagnée de malaises ; 2° des cas où la fièvre grave de CARRION coïncide avec une éruption qui se fait mal ; et 3° des cas où la fièvre grave de CARRION survient à la fin de l'éruption. Abordons maintenant les cas où la fièvre grave de CARRION, marchant régulièrement, se termine avec l'apparition de l'éruption, sans aucune période intercalaire.

Nous disions tout à l'heure qu'il faut suivre attentivement l'évolution des pétéchies, qui souvent grandissent, se soulèvent, se transforment en petits boutons comparables à des grains de beauté rouges ou roses qui deviennent des petites tumeurs verruqueuses. Lorsque cette transformation s'opère en différentes régions, on est en droit d'espérer que l'éruption va se faire, ce qui est une circonstance fort heureuse pour le patient.

Nous ne pouvons nous empêcher de décrire un cas que nous avons suivi de très près, et qui mérite à tous les points de vue une description spéciale.

Observation IV. — Le 23 septembre 1895, entra dans notre salle de « San Roque », n° 52, hôpital « Dos de Mayo », le malade Nicasio Matos, âgé de 28 ans, naturel de Chupaca (département de Junin).

En 1884, il vint à Lima pour la première fois et y séjourna dix ans.

En 1894, le service militaire l'obligea à voyager du nord au sud du Pérou. Lors de ces marches il contracta les fièvres intermittentes et il fut contraint de rentrer à Lima, à l'hôpital militaire de « San Bartolomé » où il séjourna quatre mois. Convalescent à peine de ses fièvres, il se rendit le 1er avril au chemin de fer de la Oroya. Il fut employé comme ouvrier dans la section de « Santa Ana », endroit éminemment verruqueux. Au mois d'août, et après quatre mois de séjour, il commença à se sentir malade. Il était pris d'une fièvre presque quotidienne, mais nonobstant il continua son travail. Le 8 septembre la fièvre prit une intensité telle que, craignant un accident, il se décida à venir à Lima. Depuis cette date jusqu'au jour de son entrée à l'hôpital, le 23 septembre, la fièvre a été continue, accompagnée d'une grande courbature et de douleurs aux jointures et aux os.

En arrivant à Lima il prit un purgatif qui agit d'une façon médiocre, mais ce jour-là il se sentit mieux. Le lendemain la fièvre reparut aussi forte qu'auparavant.

A notre examen, le jour de son entrée, il présentait les symptômes suivants : adynamie très prononcée, peau très pâle, d'une teinte jaunâtre, muqueuses tout à fait décolorées, air indifférent, regard voilé. Langue exsangue, étalée, sèche, légèrement saburrale, gencives très pâles, présentant des fuliginosités près des dents. La pression provoque une légère douleur à l'épigastre et aux hypocondres ; foie descendant à trois travers de doigt du rebord costal ; rate normale. Ganglions lymphatiques, carotidiens, de la nuque, de l'aine, engorgés. Ventre déprimé, les ganglions mésentériques sont aussi engorgés. Pas de souffle à la base du cœur, mais le premier bruit est un peu prolongé. Pouls fréquent et mou. Rien aux poumons. Pas d'albumine dans l'urine, pas de glucose. Urates augmentés. Constipation. Température le soir 39°. Régime : cognac, limonade salicylique, injections de liqueur de Fowler, de malate de fer, et de sérum de Hayem.

Septembre 24. — La nuit a été très agitée, délire continuel. Aujourd'hui, céphalalgie frontale intense. Une déjection alvine, un vomissement. Température : matin 38°, soir 39°,2. Même régime.

Septembre 25. — Plusieurs vomissements glaireux ; une déjection alvine. Température : matin 38°,2, soir 38°,8.

Septembre 26. — Le cognac est supprimé parce qu'il n'est pas supporté ; il est remplacé par l'eau de Vichy ; la limonade salicylique est aussi supprimée parce qu'elle semble exagérer les vomissements. Cependant le malade continue à vomir et il présente un peu de hoquet. Température : matin 37°,3, soir 37°,8. Continuation du régime par les injections ; on ordonne au malade une potion de Rivière laudanisée.

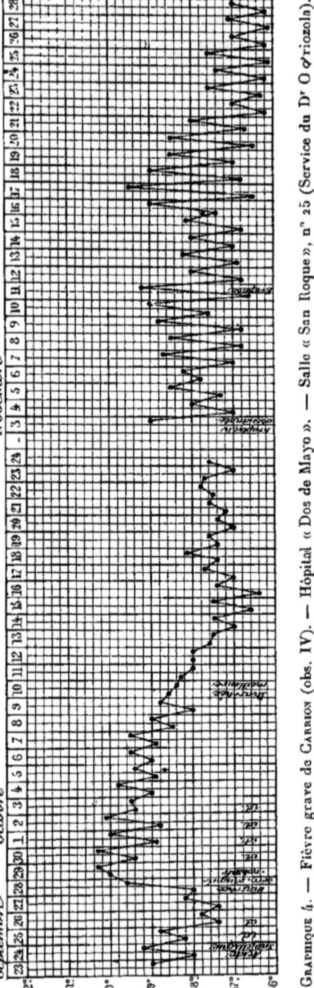

GRAPHIQUE 4. — Fièvre grave de CARRION (obs. IV). — Hôpital « Dos de Mayo ». — Salle « San Roque », n° 25 (Service du Dr Odriozola).

ODRIOZOLA. 8

Septembre 27. — Les vomissements continuent. Température : matin 37°,3, soir 38°,2. On prescrit des pilules anti-émétiques d'oxalate de cérium et d'extrait thébaïque.

Septembre 28. — Les vomissements ont disparu. Quelques diarrhées la nuit. Température : matin 38°, soir 38°,6. Même régime.

Septembre 29. — La diarrhée continue ; délire. Température : matin 40°, soir 40°,3. On prescrit une potion absorbante ; les injections sont continuées.

Septembre 30. — La diarrhée persiste, elle est sanguinolente. Température : matin 39°,4, soir 40°,3. Même régime.

Octobre 1er. — La diarrhée continue, séro-sanguinolente. Température : matin 38°,9, soir 40°. Acétate de plomb et extrait thébaïque en pilules. On voit une pétéchie du côté gauche du cou.

Octobre 2. — Diarrhée arrêtée. Tous les autres symptômes constatés le jour de son entrée continuent à peu près. Température : matin 38°,8, soir 40°,1. Même régime.

Octobre 3. — La diarrhée revient la nuit. Température : matin 39°,4, soir 39°,5. Teinture de perchlorure de fer toutes les deux heures.

Octobre 4. — La diarrhée persiste. Température : matin 39°, soir 39°,8. Nitrate d'argent et extrait thébaïque en pilules.

Octobre 5. — Diarrhée opiniâtre. Température : matin 38°,9, soir 39°,4. Teinture de simaroube et laudanum de Sydenham ; tanin en lavements.

Octobre 6. — Diarrhée. Température : matin 39°, soir 39°,5. Acétate plomb ; tanin.

Octobre 7. — Diarrhée un peu diminuée. Température : matin 38°,8, soir 39°,5. Même régime.

Octobre 8. — Diarrhée décroissante. Température : matin 38°,5, soir 39°. Acide salicylique et thébaïque.

Octobre 9. — Diarrhée peu accusée. Température : matin 38°, soir 38°,8. Même régime.

Octobre 10. — Une seule diarrhée dans la nuit. Température : matin 38°,6, soir 38°,4. Même régime.

Octobre 11. — Température : matin 38°,3, soir 38°. Même régime. La pétéchie a augmenté et s'est un peu élevée.

Octobre 12. — Le malade va mieux. Température : matin 38°, soir 38°. Même régime ; insomnie opiniâtre, sulfonal.

Octobre 13. — De mieux en mieux. Il se forme une petite tumeur rougeâtre à la place occupée d'abord par la pétéchie. Température: matin 37°,6, soir 37°,5. Même régime.

Octobre 14. — Amélioration progressive. Température : matin 37°, soir 37°,5. Même régime.

Octobre 15. — Amélioration persistante. Température : matin 36°,6, soir 37°,5.

Octobre 16. — A la joue droite apparaît une autre verruga. Température 36°,4, soir 37°,4.

Octobre 17. — Le mieux se maintient. Température: matin 37°, soir 37°,7. Même régime.

Octobre 18. — Il apparaît une verruga au bras droit, face antérieure, près du poignet, une autre à la face postérieure, au tiers moyen ; une autre au bras gauche, même endroit. Température: matin 37°,4, soir 38°,1.

Octobre 19. — Sudamina abondantes. Température: matin 37°,4, soir 37°,6. Même régime.

Octobre 20. — Température: matin 37°, soir 37°,4.

Octobre 21. — Douleurs articulaires et musculaires intenses, aux membres inférieurs, éruption miliaire abondante. Température: matin 37°,2, soir 37°,6. On continue les injections dont nous avons déjà parlé. A l'intérieur, vin de quinquina, décoction d'eau de maïs cuit.

Octobre 22. — Température: matin 37°,5, soir 37°,9. Même régime.

Octobre 23. — Température: matin 37°,7, soir 37°.

Octobre 24. — Température: 37°,6.

Octobre 25, 26. — Même régime.

Octobre 27, 28, 29. — Les douleurs sont très gênantes. L'éruption de verrugas est abondante partout. La température a monté de nouveau. L'éruption affecte deux formes : l'une est caractérisée par de petites tumeurs, d'un volume variable ; les plus grandes sont grosses comme un pois. A côté de ces verrugas, il y a des vésicules rondes, tout à fait transparentes, à contenu cristallin, grandes comme une lentille. Elles sont nombreuses aux bras et n'ont pas d'auréole inflammatoire.

Octobre 30. — Œdème des membres inférieurs.

Octobre 31. — Pas d'albumine dans l'urine.

Novembre 1er. — L'éruption apparaît à l'intérieur de la bouche, aux bords des gencives, sous la forme d'un pointillé rouge, saillant. Quelques vésicules piquées des bras se sont converties en verrugas.

Novembre 6. — La température est fébrile le soir. Sueurs abondantes généralisées. L'éruption de la cavité buccale est abondante ; la voûte palatine, le voile du palais, la luette, les piliers, même la langue en sont couverts. A la langue l'éruption occupe les bords et la pointe. Ce qui est insolite, c'est qu'au voile du palais il y a de véritables pustules qui alternent avec les verrugas. La paroi postérieure du pharynx présente aussi des verrugas. La déglutition est douloureuse.

Les jours suivants l'éruption augmenta ; la face avait un aspect bouffi. Quelques-unes des pustules du voile du palais se sont transformées en verrugas. Le voile du palais avait une apparence hémorragique, violacée.

Les verrugas suivirent une régression progressive ; la desquamation fut rapide et toute la face, la poitrine et les bras présentèrent un aspect farineux des plus singuliers.

A la fin de décembre, tout était terminé et le malade entrait en convalescence gardant néanmoins un mal de tête qui ne l'a pas quitté jusqu'à la fin de janvier 1896.

Le cas que nous venons de décrire et dont nous reproduisons le tracé thermique est un des plus graves que nous ayons eu à traiter. Comme on peut le constater chez ce malade, l'éruption a commencé lorsque la température est redevenue normale ; mais l'apparition abondante des verrugas a provoqué un nouvel accès.

L'éruption elle-même a été d'un caractère particulier sur lequel nous aurons à revenir plus tard.

Les premières verrugas, comme il arrive fréquemment dans ces cas, ont été précédées de petites taches cutanées ou pétéchies qui, petit à petit, ont subi la transformation verruqueuse. Il découle de ce fait, comme nous disions plus haut, qu'il faut faire bien attention aux petites taches ou pétéchies qui peuvent se présenter et faire, par suite, tous les jours un examen scrupuleux de toute la surface cutanée.

Dans la fièvre grave de CARRION et surtout lorsque la fièvre suit le type intermittent, on voit apparaître des *sueurs* profuses, absolument comme dans un accès de fièvre intermittente paludéenne. Chose semblable arrive aussi dans la fièvre à type rémittent, lorsque le thermomètre baisse. Mais ces sueurs sont presque constantes au début ; au fur et à mesure que la maladie avance, que l'anémie devient de plus en plus intense, ces sueurs diminuent et finissent par disparaître ; alors la peau devient sèche et brûlante.

Œdème. — Dans la fièvre grave de CARRION, l'apparition d'œdème est chose fréquente. D'habitude, il débute par les malléoles et monte ensuite aux jambes. Il peut être plus ou moins considérable, mais rarement il atteint l'importance qu'il possède lors d'une éruption confluente aux membres inférieurs. Cet œdème peut aussi se généraliser, mais ce fait est rare et nous n'en connaissons qu'un seul cas. La cause de cet œdème ne peut être que dans l'anémie très profonde du malade.

Appareil digestif. — L'*anorexie* est un symptôme banal de la fièvre grave de CARRION, mais elle a ceci de particulier qu'elle est absolue, à tel point que la seule présence d'aliments suffit pour provoquer des vomissements. Cette anorexie complète, d'un côté, et, de l'autre, la fièvre généralement intense expliquent, en partie du moins, la rapidité avec laquelle apparaît l'anémie. La *soif* est très vive et rien n'arrive à la calmer. La *langue,* presque dès le début, se décolore ; elle se présente généralement étalée, avec une médiocre couche saburrale au centre, plus ou moins sèche suivant le cas. Les *gencives* sont très pâles et lorsque le cas est très grave, on voit des *fuliginosités* couvrir leurs bords, ainsi que les dents et la langue. Les *nausées* et les *vomissements* se présentent dès que la fièvre est tout à fait installée. Ces symptômes sont des plus constants. Les vomissements, d'abord alimentaires, deviennent bientôt glaireux et puis bilieux ; leur opiniâtreté est le plus grand écueil contre lequel se heurte le médecin. Ils sont provoqués surtout par le changement de position et sont d'autant plus fréquents que l'anémie est plus prononcée et la fièvre plus intense. Nous avons vu des malades que ce fâcheux symptôme n'a pas quittés jusqu'au dernier moment; ils contribuent à plonger les patients dans une prostration extrême.

Le ventre, dans la fièvre grave de Carrion, est généralement déprimé, et plus ou moins souple. L'exploration en est sensible du côté de l'épigastre et des hypocondres. La cause de cette sensibilité est complexe : d'une part, les efforts consécutifs aux vomissements répétés, d'autre part, l'engorgement fréquent du foie et de la rate.

Nous avons déjà insisté sur l'hypertrophie de ces deux organes, nous nous sommes aussi occupé de l'ictère ; nous n'y reviendrons plus.

Diarrhée. — La diarrhée est aussi fréquente que les vomissements. Au début, il y a généralement de la *constipation,* mais lorsque la fièvre est un peu avancée, la diarrhée survient et persiste en dépit des traitements. Cette diarrhée est d'abord excrémentitielle ; bientôt après, elle devient séreuse et quelquefois séro-sanguinolente, révélant alors un travail inflammatoire plus ou moins intense du côté de la muqueuse intestinale et expliquant dans bien des cas les montées subites de la température.

Nous avons plusieurs fois examiné la muqueuse intestinale et nous avons trouvé une hypertrophie considérable des plaques de Peyer et des follicules clos, lésions sur lesquelles avait déjà insisté notre regretté maître José María Romero. A leur niveau, on rencontre souvent la muqueuse dénudée par places et quelquefois de véritables ulcérations se présentent qui expliquent l'apparition du sang dans les déjections. Par conséquent il s'agit là d'une *entérite folliculaire.*

Troubles nerveux. — Les phénomènes nerveux prennent, dans la fièvre grave de Carrion, une importance de premier ordre.

Les *douleurs musculaires* et *articulaires* viennent en première ligne. Elles éclatent dès le premier moment et atteignent bientôt un degré tel qu'en peu de jours la marche devient presque impossible. Ces douleurs siègent de préférence aux membres inférieurs, aux cuisses et aux jambes. L'ordre de leur apparition n'est pas successif, comme il arrive généralement dans l'éruption vulgaire de verrugas, mais, par contre, elles se présentent en masse, atteignant tout le corps à la fois avec les premiers accès de fièvre. Lorsque la fièvre tombe ou disparaît, elles subissent un moment d'accalmie, pour reprendre aussitôt que la température monte.

Aux muscles, ces douleurs ont le caractère contusif; aux jointures, elles sont térébrantes ou déchirantes.

Elles durent aussi longtemps que la fièvre elle-même; mais il est fréquent de les voir s'amender, lorsque la maladie est un peu avancée, pour reparaître plus violentes quand l'éruption va se faire; elles siègent alors de préférence aux jointures, comme nous le verrons plus tard.

L'aspect des malades qui présentent ce symptôme est très remarquable; ils sont immobiles, comme pétrifiés. Ils craignent de faire le moindre mouvement et lorsqu'ils veulent changer de position, ils se tournent lentement, difficilement.

En même temps que les douleurs, on voit fréquemment apparaître des *crampes,* particulièrement aux mollets, mais elles peuvent atteindre d'autres régions (le sterno-mastoïdien est souvent pris). Ces crampes apparaissent plus souvent la nuit et contribuent à augmenter l'anxiété et l'abattement des malades.

Le *vertige,* résultat de l'anémie rapide, est aussi un symptôme constant. Il survient de bonne heure et se manifeste d'abord lorsque le malade essaie de se soulever pour manger. Plus tard, les vertiges deviennent plus fréquents et plus intenses; il suffit que le patient fasse un mouvement un peu brusque pour les voir éclater. Il arrive un moment, lorsque la fièvre est très intense et l'anémie profonde, qu'il ne peut plus s'asseoir, ni même tourner la tête: on est obligé de le nourrir couché, de peur des *syncopes.*

La *céphalalgie* est un autre symptôme presque constant.

Elle survient de très bonne heure, avec les premiers accès de fièvre. Elle est tantôt générale, à localisation préférée du côté du front, tantôt partielle et siégeant d'un côté ou de l'autre de la tête. Le caractère en est lancinant ou térébrant, parfois contusif; elle est d'une ténacité vraiment désespérante, et elle persiste souvent jusqu'à la convalescence.

Des névralgies diverses peuvent aussi survenir.

Le *délire* est de règle lorsque la fièvre est à sa période d'état; c'est un délire tranquille, survenant le soir. Nous ne l'avons jamais vu prendre une grande intensité, sauf quelquefois aux derniers jours de la fièvre mortelle.

L'*insomnie* est opiniâtre et lorsque le sommeil vient, il est agité et interrompu par des rêves très fatigants.

Le *hoquet* se présente quelquefois et, avec les vomissements, il plonge le malade dans une extrême prostration.

Les *soubresauts de tendons* et la *carphologie* sont des phénomènes communs qui surviennent avec les phénomènes ataxo-adynamiques et qui font le pronostic très-sombre.

L'*adynamie* est un phénomène courant, dans la fièvre grave de CARRION ; elle apparaît dès le début, produite en grande partie par l'anémie, les vomissements, les vertiges et la diarrhée.

Marche et durée. — La marche et la durée de la fièvre grave de CARRION sont sujettes à des variations sur lesquelles il faut dire quelques mots.

Il y a des cas qui suivent une marche aiguë, dont la température se maintient élevée et qui se terminent par la mort en vingt-cinq ou trente jours. Dans d'autres cas, au contraire, la température est presque normale, il y a de l'apyrexie et même de l'hypothermie, mais les autres symptômes sont à leur maximum. Ces cas-là suivent une marche très rapide et peuvent se terminer avant vingt jours. Lorsque la fièvre cesse brusquement, la guérison est à peu près certaine, mais la maladie peut se prolonger, d'autant plus que l'éruption de verrugas a lieu plus tard. Dans d'autres cas, tel celui que nous avons rapporté à notre quatrième observation, la fièvre ne *disparaît pas* brusquement et la maladie passe insensiblement de l'état aigu à l'état chronique ; l'éruption suit une marche analogue.

Dans un autre groupe de faits, les accidents produits par la fièvre s'amendent et quelques-uns arrivent à disparaître: la maladie est terminée. Mais il est rare que le patient se sente tout à fait bien. L'anémie reste plus ou moins prononcée, les douleurs reviennent tous les soirs ; la température et, avec elle, tous les symptômes qui l'accompagnent subissent des oscillations diverses.

L'éruption apparaît: alors les douleurs s'exacerbent, la température monte et l'éruption suit les divers épisodes de l'évolution thermique. Quelle est la durée de cette période intercalaire, que nous pourrions appeler *pré-éruptive?* Dans un cas que nous avons suivi de près (Obs. III) cette période a été d'un mois et quelques jours ; mais il est certain qu'elle peut se prolonger encore davantage. Il ne faut pas prendre à la lettre le fait que l'éruption ne commence que quelque temps après que la fièvre est terminée, car, comme nous l'avons déjà dit, pendant l'évolution de la fièvre, on voit très souvent apparaître de toutes petites élévations cutanées, pareilles à des grains de beauté, qui surgissent d'une pétéchie et qui sont le point de départ d'une verruga. Mais bien souvent ces petites verrugas tout à fait isolées n'évoluent pas ; elles restent stationnaires ou s'atrophient et disparaissent. Ces variations de la température suffisent à démontrer l'effort que fait l'organisme, depuis le commencement de la maladie, pour faire aboutir l'éruption.

En tous cas, il faut bien se garder, comme il arrive parfois, s'il survient des rémissions brusques de tous les symptômes et de la température, de croire à une amélioration effective et à l'établissement prochain de la convalescence, car on s'exposerait à de tristes et douloureuses déceptions, en constatant, plus tard, qu'il ne s'agissait que de rémissions tout à fait passagères et trompeuses.

Complications. — Les complications habituelles de la fièvre grave de Carrion sont de deux sortes : les congestions et *inflammations pulmonaires* et les *entérites* ou *entéro-colites.*

Les premières surviennent souvent et rendent le pronostic très sombre. Elles siègent généralement aux bases des poumons et font monter la colonne thermique.

Les secondes sont peut-être plus fréquentes et peuvent, par la fréquence des déjections parfois mélangées de sang, compromettre l'existence du malade. Elles produisent, ainsi que les complications pulmonaires, une élévation marquée de la température.

Quant aux *hémorragies,* elles peuvent aussi, par leur fréquence ou par leur abondance, devenir de très graves complications.

Diagnostic. — Le diagnostic de la fièvre grave de Carrion est une des questions les plus difficiles de l'histoire de la maladie.

Il existe une donnée présomptive de premier ordre, qu'on ne doit jamais oublier de rechercher quand on est en présence d'un cas suspect ; c'est sa *provenance.* Elle seule peut mettre sur la voie du diagnostic, si l'on a affaire à un individu qui est fébricitant, qui est devenu anémique en peu de jours ou qui a une teinte subictérique, qui se plaint de vertiges, de mal de tête, de douleurs fortes et généralisées, qui vomit fréquemment, qui a la langue pâle et étalée, plus ou moins saburrale, qui a le foie un peu engorgé, la rate sensible, le ventre déprimé et les ganglions totalement engorgés.

Le diagnostic se pose, tout d'abord, avec une *fièvre rémittente paludéenne* ou avec une *fièvre intermittente quotidienne* de même nature. Dans ces dernières maladies, l'engorgement de la rate est constant, au moins dans l'immense majorité des cas ; dans la fièvre grave de Carrion, il manque bien des fois. Dans les fièvres paludéennes, l'anémie ne s'établit pas si rapidement, l'abattement n'est pas si grand, les vertiges n'acquièrent presque jamais la fréquence et l'intensité qu'ils offrent dans la fièvre grave de CARRION, l'engorgement bien remarquable des ganglions lymphatiques n'existe pas ; la quinine a un effet positif sur ces fièvres, elle n'est d'aucun effet sur les fièvres graves de CARRION. Dans les fièvres paludéennes, la langue est nettement saburrale et rouge sur ses bords ; dans la fièvre grave de CARRION, elle est étalée, peu saburrale, exsangue. Enfin, signe décisif, dans les fièvres paludéennes, on trouve les hématozoaires de Laveran, qui n'existent pas dans la fièvre grave de CARRION.

Lorsque l'impaludisme complique la fièvre grave de CARRION, l'embarras est considérable ; seules l'action de la quinine sur le cycle thermique et la constatation des hématozoaires de Laveran, peuvent résoudre le problème, comme nous l'avons déjà dit ailleurs.

Notre ami, le Dr Arce (1), dans son excellente étude sur la fièvre grave de CARRION, fait le diagnostic de cette fièvre avec *l'anémie épidémique des mineurs*, *l'anémie fébrile des chemins de fer*, dite de *Panama*, *l'anémie pernicieuse progressive* et *l'ankylostome duodénal*.

Mon ami le Dr Evaristo M. Chavez (2) a publié, en 1887, une thèse sur l'anémie pernicieuse progressive et il prétend que cette maladie et celle dite anémie épidémique des mineurs existent au Pérou (département de Ancachs).

Le Dr Léonidas Avendaño (3), dans son travail sur la pathologie du département fluviatile de Loreto, démontre qu'il existe aussi au Pérou ce qu'on appelle *l'anémie des montagnes*.

Enfin la fièvre dite de *Panama* est inconnue chez nous.

Quant à l'anémie épidémique des mineurs, à l'anémie pernicieuse progressive et à l'anémie des montagnes, on ne sau-

---

(1) *Loc. cit.*

(2) EVARISTO M. CHAVEZ. Anemia perniciosa. *Th. de Lima*, 1887.

(3) Apuntes sobre la Patología del departamento fluvial de Loreto. por el Dr Leonidas Avendaño. Lima, 1891.

rait les confondre avec la fièvre grave de CARRION, parce que ces maladies ont une longue évolution et ne débutent jamais — à moins de complications — par une fièvre intense.

Notre cher confrère le Dr Arce, qui a vu plusieurs cas de la fièvre dite de Panama, nous assure que l'identité de celle-ci avecla fièvre grave de CARRION est parfaite, et que, si l'on ignore la provenance du malade, le diagnostic devient impossible. Nous regrettons de n'avoir jamais vu un seul cas de ces fièvres, mais nous croyons théoriquement très fondée la difficulté que nous signale notre ami, étant donné que ces deux fièvres naissent dans des conditions identiques et sont provoquées principalement par les bouleversements considérables de terrains (1).

Le diagnostic de la fièvre grave de CARRION avec les inflammations aiguës du foie est parfois embarrassant, et a été cause d'erreurs funestes. Arce en cite un exemple très regrettable.

Lorsque dans la fièvre grave de CARRION, le foie est gros et douloureux, que la fièvre a le type rémittent quotidien, que la langue est un peu saburrale, que les troubles intestinaux sont plus ou moins marqués, il est incontestable que la confusion est bien possible. Mais l'erreur devient impossible quand on se donne la peine de bien étudier son malade. En effet, dans l'hépatite aiguë, l'anémie n'est jamais si prononcée et surtout elle ne s'établit jamais en si peu de temps. La langue est nettement suburrale, à bords rouges, dans l'hépatite aiguë ; elle est peu saburrale, étalée et pâle, très pâle même dans la fièvre grave de CARRION ; les vertiges, si constants dans la fièvre grave de CARRION, manquent dans l'hépatite aiguë, ainsi

---

(1) Le Dr Agnoli a démontré (*Crónica Medica* de Lima, 1893) qu'au Pérou, aux régions de l'Amazone, on rencontre l'*ankylostome duodénal*, et il en cite deux cas qu'il a guéris. Le tableau symptomatique produit par ce parasite diffère de celui de la fièvre grave de CARRION en ce que la fièvre n'existe pas, sauf en cas de complications, comme il arriva à un de ses malades ; il n'y a pas non plus d'engorgement des ganglions lymphatiques et l'évolution est lente.

que l'engorgement généralisé des ganglions lymphatiques, qui est de règle dans la fièvre grave de CARRION. Enfin, dans le doute, il ne faut jamais oublier de rechercher la provenance du malade.

Il y a lieu aussi de faire le diagnostic de la fièvre grave de CARRION avec l'*ictère grave*. Nous avons eu l'occasion de voir à l'hôpital « Dos de Mayo » dans le service du Dr Quiroga y Mena, un cas où l'ictère était tellement marqué et la prostation si grande, que nous avons pensé au premier abord à un ictère grave. Mais dans l'ictère grave le foie est atrophié, les hémorragies sont très fréquentes, la marche de l'affection est lente, il n'y a pas de vertiges initiaux; d'ailleurs la provenance du malade suffit à élucider le diagnostic; en outre la fièvre existe rarement dès le début dans l'ictère grave.

Pronostic. — La fièvre grave de CARRION est, en général, d'un pronostic très sérieux. Les cas où, avec des symptômes très marqués, on constate une température très peu élevée, sont beaucoup plus graves que les autres. Les complications du côté des poumons rendent le pronostic très sombre. D'ailleurs, au cours de notre description nous avons déjà insisté sur plusieurs particularités relatives au pronostic ; nous n'y reviendrons plus.

Traitement. — Rien d'étonnant à ce que nous soyons tout à fait désarmés contre cette terrible fièvre, alors que tant d'autres, connues depuis des siècles, et étudiées dans leurs moindres détails, demeurent encore réfractaires.

Des moyens prophylactiques, nous n'en connaissons aucun ; néanmoins le médecin peut toujours être utile, tâchant de donner certains conseils, surtout aux étrangers. 1º Il faut leur recommander d'éviter, autant que possible, le séjour dans les quebradas que nous connaissons déjà, et 2º leur défendre même d'y passer lorsqu'il y a des bouleversements de terrain un peu considérables, ou que les eaux commencent à baisser, ce qui a lieu à partir du mois d'avril, pour les rivières de la côte.

Nos ressources thérapeutiques sont assez restreintes et tout l'effort du médecin se réduit à combattre les symptômes et à soutenir les forces du malade. A cet égard, il faut avouer que nous sommes aujourd'hui en possession de moyens plus énergiques qu'il y a vingt-cinq ans.

Nous ne ferons que mentionner l'usage de quelques végétaux auxquels le vulgaire attribue des propriétés en quelque sorte spécifiques: les décoctions de *mato* (aristolochia tenera), de *chamana* (dodonea viscosa), de *ñorbillo* (passiflora littoralis), sont d'un emploi journalier, mais leur action est tout à fait nulle ou, pour le moins, très incertaine.

Le *sulfate de quinine* a été, dès le début, le médicament de choix et aujourd'hui même on ne peut pas nier les grands services qu'il nous a rendus, soit pour éliminer du tableau symptomatique l'impaludisme, soit comme antipyrétique. Quant à son action sur la fièvre grave de CARRION, elle est nulle.

L'*acide salicylique* a été très en vogue et notre cher maître Armando Velez lui reconnaît une action efficace ; notre ami le Dʳ Franscisco J. Camino et d'autres confrères partagent aussi le même avis. Il est certain qu'il a une action très marquée sur le cycle thermique et qu'il agit aussi comme désinfectant, produisant un effet très heureux sur la muqueuse intestinale et diminuant ou supprimant les diarrhées. Mais ce médicament a, pour nous, le gros inconvénient de causer des nausées, et par conséquent il est généralement mal supporté par les patients.

L'*acide phénique,* soit en injections, soit à l'intérieur, a été aussi fort employé, mais les résultats obtenus n'ont pas été très encourageants.

Dans le même sens et inspirés des idées modernes, plusieurs médecins ont fait usage d'autres médicaments antiseptiques dont nous faisons grâce au lecteur, car le résultat pratique a été fort incertain.

Le Dr Gonzalez Olaechea (1) prône avec enthousiasme l'*iodoforme* et il cite à l'appui trois cas qui lui semblent convaincants. Nous ferons observer que dans les trois cas l'iodoforme n'a pas été le seul remède employé, de sorte que ses raisonnements, qui peuvent être très justes, n'entraînent pas du tout la conviction. Il serait à désirer que de nouvelles expériences fussent tentées avec ce médicament.

La méthode antiseptique, fondée sur les idées parasitaires régnantes, a échoué dans la fièvre grave de CARRION, comme il est arrivé dans une foule de maladies de même nature.

En attendant que de nouvelles recherches cliniques et thérapeutiques viennent placer cette importante question sous un nouveau jour, nous devons nous borner à formuler un traitement simple et symptomatique. Nous croyons qu'à ce point de vue on est en droit de fonder les plus légitimes espérances sur une méthode prudente et mesurée.

Il y a peu de maladies où le célèbre proverbe *primum non nocere* ait une application plus pratique. Nous sommes d'avis que, dans la fièvre grave de CARRION, il faut proscrire absolument la méthode pharmaceutique interne, au moins dans un grand nombre de cas. N'est-il pas naturel que, dans une maladie où l'anémie et la prostation sont profondes dès le début, où les vomissements sont de règle, le médecin ait le devoir avant tout de ménager l'estomac? N'est-il pas incorrect et même inhumain de prescrire des potions à un malade que la seule présence des aliments fait vomir? Il nous semble que ces réflexions n'ont pas besoin de commentaires. Le régime interne est seulement tolérable dans les cas où des complications diverses surgissent (vomissements fréquents, diarrhées, etc.). Par conséquent, on doit laisser l'estomac libre de tout médicament et réserver exclusivement ses fonctions digestives pour l'alimentation, qui doit être aussi variée et succulente que possible.

---

(1) GONZALEZ OLAECHEA. *Crónica Médica* de Lima, 1893, n°s 111 et 118

Pour le régime thérapeutique, on doit faire appel à la méthode sous-cutanée. On nous dira que ce procédé est d'une application difficile dans la pratique civile ; mais cette objection n'a pas une valeur réelle, car il ne faut pas oublier que la maladie en question met toujours les familles dans la plus grande inquiétude, ainsi que les malades eux-mêmes, de sorte que la mise en pratique de la méthode ne rencontre pas d'inconvénients. Les toniques et les reconstituants puissants sont les seuls médicaments auxquels il faut avoir recours. La liqueur de Fowler, le fer (teinture de malate), les sérums divers (nous donnons la préférence à celui de Hayem) sont les éléments que nous mettons en jeu. Il faut employer ces médicaments *larga manu ;* le sérum surtout doit être administré à une dose d'autant plus forte que l'anémie et la prostration sont plus grandes, et on augmentera progressivement la dose : c'est un point très important pour nous. Nous employons depuis peu cette méthode et nous n'avons pas à nous en repentir. Le malade de notre quatrième observation, qui a été vu par plusieurs de nos collègues d'hôpital, était arrivé moribond dans notre service et nous sommes convaincus que s'il a pu être sauvé, c'est grâce au traitement énergique auquel nous l'avons soumis.

Quelle importance ont, dans le traitement de cette fièvre, les inhalations d'oxygène ? Les avis sont très partagés. Nous pensons, quoi qu'en disent quelques médecins, qu'elles sont utiles. Elles calment la dyspnée, diminuent la prostration, modifient heureusement les vomissements, et les malades ressentent parfois un soulagement très encourageant, qui les plonge souvent dans un sommeil réparateur.

Quant au traitement des complications, nous n'avons rien à en dire de particulier ; il ne diffère pas de celui employé dans d'autres maladies. Nous dirons seulement que dans les céphalalgies rebelles et intenses qui exaspèrent le malade et troublent son repos, nous nous sommes très bien trouvé de l'emploi de compresses d'eau glacée appliquées sur la tête, spécialement au front ; les malades éprouvent un soulagement très avantageux.

IV

ÉRUPTION DE CARRION OU VERRUGA PÉRUVIENNE

Synonymie. — Verruga de sang. — Verruga molle. — *Verruga andicola* (Salazar). —
Verruga de Castille. — Verruga de crapaud. — Verruga de *quinua* (chenopodium quinua).
— Verruga de mule. — Bouton des Andes (Bordier).

Il semblerait juste, suivant le plan que nous nous sommes
tracé, d'intituler ce chapitre *Éruption de* CARRION ou *éruption
de la maladie de* CARRION ; mais à vrai dire, le nom de *verruga,*
connu de toute antiquité, traduit si fidèlement les caractères
extérieurs des tumeurs, qu'il nous paraît plus avantageux,
pour ne pas faire de confusions, de conserver le terme de *verruga,* dont la brièveté, en tant qu'expression clinique et tra-
dition historique, nous dispense de plus amples commentaires.

L'étude de tout ce qui concerne l'éruption de verrugas est
si vaste et si complexe que l'on ne sait de quel côté l'aborder.
Dans les chapitres précédents nous avons traité en passant
plusieurs questions relatives à cette étude ; aussi nous borne-
rons-nous à coordonner et à compléter les observations isolées
que nous avons déjà rapportées.

En parcourant tout ce qui a été écrit sur cette éruption, on
voit clairement que la plupart des auteurs commettent des
erreurs graves, non pas quand ils décrivent, — la plupart de
leurs descriptions ne laissent rien à désirer — mais lorsqu'ils
interprètent certains des phénomènes qui l'accompagnent. En
outre, description et interprétation sont souvent incomplètes :
des symptômes importants sont à peine mentionnés, d'autres
sont oubliés et, omission regrettable, le rôle que joue l'érup-

tion dans la fièvre grave de Carrion et les liens qui les rattachent l'une à l'autre, sont passées sous silence. Il a fallu le dévouement de Carrion d'un côté et, de l'autre, l'étude patiente et minutieuse d'un grand nombre de faits cliniques pour découvrir les rapports de l'éruption avec cette fièvre et arriver à interpréter celle-ci.

Nous avons démontré, au chapitre précédent, à l'aide d'exemples pratiques, la façon dont on doit comprendre l'existence de cette fièvre. Néanmoins, nous tenons à bien fixer les idées là-dessus, et nous voulons, pour la dernière fois, insister sur certains points encore mal déterminés. Quelques confrères pensent, et leur opinion a été accueillie avec faveur, que la fièvre grave de Carrion ne constitue que la première période de l'éruption de verrugas. Nous nous élevons, de toutes nos forces, contre cette manière de voir qui ne répond, en aucune sorte, à la réalité des choses et qui a le tort de vouloir rattacher tous les cas à un type clinique exclusif. La fièvre grave de Carrion ne peut jamais constituer une période de la maladie, car ce terme exige dans l'apparition du syndrome une constance qui est loin d'exister. En outre, en admettant que cette période existe, il serait indispensable de lui faire une place dans l'évolution de la maladie. Mais où la placer ? Est-ce à la première période, comme on a voulu le faire ? Si cela arrive quelquefois, il y a d'autres exemples où elle survient en même temps que l'éruption ; dans un certain nombre de cas, elle se présente lorsque l'éruption est déjà avancée et enfin elle peut aussi survenir lorsque l'éruption est terminée. Comment se fait-il alors que cet ensemble de phénomènes à caractères déterminés et, à un certain degré d'intensité, constituant ce qu'on appelle une *période* au cours d'une maladie, change de place, d'une façon en quelque sorte capricieuse, et puisse se montrer à n'importe quel moment de la maladie ? Et que dire des cas où la fièvre grave de Carrion coïncide avec une éruption interne de verrugas, comme chez le malade de notre 1re observation, si ce n'est que toutes les deux représentent des manifestations suraiguës de la même infection ?

Par conséquent, la fièvre grave.de CARRION n'est pas une période de la maladie ; c'est la maladie elle-même, au maximum de concentration virulente ; et cela est si vrai qu'un grand nombre de malades, presque dès le début, présentent de petites verrugas d'une teinte rosée, qui sont la preuve la plus frappante de la lutte de l'organisme et des efforts qu'il fait pour diriger l'éruption au dehors ; car si cette éruption a lieu dans l'intimité des tissus, le germe acquiert une grande puissance et la fièvre grave de CARRION en est, la plupart du temps, une conséquence funeste. Nous sommes convaincu qu'un grand nombre de cas de cette fièvre à marche rapide et qui tue en peu de jours, présentant quelques petites verrugas à la peau, chétives et sans aucune tendance à se multiplier ou à grossir, doivent se compliquer parfois d'une éruption interne, souvent localisée aux muscles, à moins que l'énergie du poison infectieux ne produise des troubles tellement intenses du liquide nourricier, que l'organisme succombe avant toute manifestation éruptive.

Mais, nous objectera-t-on, comment expliquer ces cas de fièvre grave de CARRION où, la fièvre terminée, il y a une période intercalaire suivie de l'apparition de verrugas ? Nous ferons remarquer que presque constamment, dans l'évolution de la fièvre, on découvre une ou plusieurs petites verrugas. D'un autre côté, la période intercalaire ne correspond pas à une santé parfaite : il y a toujours ou presque toujours des maux de tête, des douleurs vagues musculaires ou articulaires, des accès de fièvre erratique, etc. Il y a donc une sorte d'équilibre entre la fièvre grave de CARRION et l'éruption ; celle-ci est-elle générale et bien développée, la fièvre n'est pas très intense et ne prend pas le caractère de gravité de la fièvre grave de CARRION; est-elle, au contraire, partielle ou mal développée, ou se fait-elle à l'intérieur, il y a bien des chances pour que la fièvre grave de CARRION prenne naissance.

En définitive, cette fièvre grave n'est absolument pas une
période de la verruga, ce n'est que la maladie elle-même, à
son apogée de virulence et, dans ces cas, les troubles du liquide
nourricier sont tellement profonds que l'économie devient
impuissante à diriger les manifestations morbides du côté de
la peau, seule chance possible de salut dans la grande majorité des cas.

Étiologie. — Au chapitre précédent nous avons longuement traité toutes les conditions étiologiques qui déterminent
l'apparition de la maladie en général; nous n'y reviendrons
donc plus.

Symptômes. — La maladie de CARRION a-t-elle toujours la
même période d'*incubation,* qu'il s'agisse de la fièvre grave
de CARRION ou de l'éruption commune de verrugas ? Si nous
nous plaçons sur le terrain de la spéculation comparative et
si nous recherchons ce qu'il y a de positif à cet égard, dans
d'autres maladies infectieuses du genre des maladies telluriques, (car telle est d'après nous la nature de celle que nous
étudions), il est évident que la période d'incubation est toujours la même, que l'infection soit grave ou bénigne. Cette
considération nous mènerait à penser que l'incubation de
l'éruption commune de verrugas ne dépasse guère *quarante*
jours. Mais nous avouons que les avis sont partagés et quelques confrères soutiennent qu'elle peut durer des mois, et
même près d'un an.

Après revision de quelques observations où ces données
sont scrupuleusement consignées et pour lesquelles nous
avons eu soin de bien interroger les malades, nous avons
acquis la conviction que cette période ne peut jamais atteindre
un si long délai. L'erreur vient, selon nous, de ce qu'on a
l'habitude de croire que la fièvre continue et les douleurs sont
les premiers symptômes de la maladie. Or, ceux-ci n'apparaissent bien des fois que quatre ou cinq mois après le passage du

malade dans les endroits verruqueux. On en conclut que l'incubation peut être très longue. Mais nous engageons nos confrères à pousser l'examen plus loin et ils verront que, presque toujours, l'on peut surprendre quelques petits symptômes d'invasion: tels que malaises vagues, indigestions, diarrhée, embarras gastrique, refroidissements et principalement l'anémie qui commence de très bonne heure et dont le début est impossible à déterminer d'une façon précise(1). Tous ces petits troubles doivent incontestablement être regardés comme les vrais symptômes du début de la période d'invasion. Et c'est justement à cause de cette multiplicité de symptômes que nous soutenons que la période d'incubation, dans l'éruption de verrugas, ne pourra jamais être exactement calculée, car il serait très difficile de préciser le jour où l'anémie commence à évoluer et, pour nous, ce symptôme est peut-être le premier en date.

D'ailleurs, les lois de la pathologie ne peuvent subir des variations aussi radicales. Il n'y a pas de maladie infectieuse d'origine tellurique, où l'incubation ait une durée pour ainsi dire indéfinie. Pourquoi veut-on alors faire exception pour la verruga, maladie tellurique, qui doit, à n'en pas douter, suivre les mêmes règles nosologiques que les autres maladies de même espèce ? Non, l'incubation de la verruga n'est pas indéfinie ; elle ne dure même pas des mois, car elle doit obéir aux mêmes principes pathogéniques qui président à l'évolution de toutes les maladies infectieuses telluriques.

Les premiers symptômes qui caractérisent l'éruption de verrugas sont, la plupart du temps, mal déterminés et difficiles à rapporter à leur véritable cause. Le malade commence à perdre l'appétit, à s'affaiblir ; il voit survenir une anémie qui

---

(1) Tous ces petits troubles sont constamment accompagnés d'un peu de fièvre, de courte durée en général.

augmente de jour en jour, des douleurs vagues peuvent apparaître accompagnées de malaises et d'une courbature plus ou moins prononcée. Ces phénomènes se manifestent tous les jours, l'après-midi ou le soir, ou bien tous les deux jours; quelquefois ils sont plus espacés encore. Si alors on a la précaution de prendre la température, on constatera d'une façon à peu près *infaillible,* une légère élévation de température qui marque 37°5, 37°8, quelquefois 38°, rarement un peu plus. Mais au début les hautes températures sont rares, à moins que la maladie ne soit d'une grande intensité, auquel cas la température se rapproche de celle de la fièvre grave de CARRION. Au fur et à mesure que le temps passe, et que l'éruption va se faire, tous les symptômes s'exagèrent, l'anémie et la faiblesse augmentent la fièvre, prend le type quotidien vespéral, souvent tierce, ou bien elle devient erratique (cas très bénins), mais *elle ne manque jamais.* Les douleurs, surtout, deviennent plus ou moins intenses, à localisation articulaire, aux genoux, aux chevilles, aux coudes, aux petites articulations des mains et des pieds, etc. Ces douleurs s'exacerbent le soir pour se calmer ou disparaître le matin, quand la fièvre tombe ou n'existe plus. Alors survient une sudation plus ou moins abondante et l'accès se termine pour faire place à un autre.

Cette période, qui mérite bien le nom de période *d'invasion,* est parfois très longue et souvent elle est méconnue lorsqu'on n'a pas eu le soin de rechercher les antécédents du malade, relativement aux endroits qu'il a dernièrement visités.

Il ne faudrait pas croire que les symptômes en question soient les seuls qui précèdent l'éruption de verrugas, dans tous les cas. Parfois, ces symptômes sont tellement insolites qu'ils peuvent constituer un syndrome où prédominent des phénomènes qui font penser à d'autres maladies. Le rhumatisme musculaire et l'articulaire, subaigus, sont les maladies avec lesquelles l'éruption est confondue d'une façon courante; et l'erreur est excusable, car, dans certains cas, on constate un très léger gonflement articulaire. Dans d'autres cas, on pense à des maladies tout à fait différentes ; nous allons en rapporter deux exemples des plus frappants.

Notre collègue le Dr Fernandez Concha a eu la bonté de nous communiquer l'observation suivante :

Observation VI. — Zoila Ydiaquez, âgée de onze ans, d'une bonne santé habituelle, se rendit avec sa famille à *Palle* (endroit à verrugas) en avril 1888. Père et mère morts d'une tuberculose pulmonaire. A Palle elle séjourna une vingtaine de jours et rentra ensuite à Lima. Les premiers jours de juin de la même année elle commença à ressentir au muscle sterno-mastoïdien, du côté gauche, une douleur qui résista aux remèdes et frictions vulgaires. La famille appela le Dr Fernandez Concha. Notre confrère trouva la malade assez endolorie, le cou presque immobile, fortement penché du côté gauche, et dans un état général peu satisfaisant ; elle était d'une pâleur extrême. Comme la seule douleur dont se plaignait cette jeune fille était parfaitement localisée au muscle et qu'il n'y avait rien ailleurs, du côté des jointures, notre ami pensa à un *torticolis* de nature rhumatismale, expliquant le mauvais état général par la douleur constante, d'où résultait la perte de l'appétit et une insomnie persistante. La famille, suivant les conseils d'un autre confrère, avait déjà donné à la malade de très fortes doses de quinine.

Le Dr Fernandez Concha traita vigoureusement la malade à l'aide des médicaments et des topiques divers employés contre le rhumatisme. Mais la douleur n'en persista pas moins. Ce qui devenait quelque peu embarrassant c'était l'apparition d'une fièvre quotidienne, pas très élevée, mais constante.

Tout à coup, un beau jour, au mois de septembre, le Dr Fernandez Concha, en faisant un examen général, s'aperçut qu'au bras gauche il y avait plusieurs verrugas. Leur apparition coïncida avec un soulagement du torticolis ; bientôt après, une autre poussée éruptive se fit du côté de l'épaule droite, et puis elle se généralisa envahissant tous les membres, sans excepter la paume des mains et la plante des pieds, avec cette particularité que le torticolis disparut pour faire place à des douleurs tellement fortes, aux membres inférieurs, que la malade dut rester trois jours tout à fait immobile. L'éruption fut totale et très confluente ; peu abondante au tronc et à la face.

Cette éruption suivit une marche régulière et, en mai 1889, tout était terminé.

Nous devons faire remarquer que nous avons vu plusieurs malades chez qui la douleur sterno-mastoïdienne était assez intense.

En 1895, nous avons observé, avec notre distingué confrère le Dʳ Juan C. Castillo, un autre malade, qui présenta un intérêt vraiment extraordinaire, et dont nous tenons à rapporter l'observation.

Nous remercions notre ami d'avoir bien voulu nous en fournir les éléments.

Observation VII. — C. A., âgé de 37 ans, ingénieur des mines. Père mort à un âge très avancé, rhumatisant ; mère bien portante. Il a des frères et des sœurs jouissant tous d'une bonne santé.

En 1868, il eut la fièvre jaune, à Lima. En 1879, pendant la guerre avec le Chili, il commença à souffrir d'un catarrhe vésical, dont il porte encore les traces évidentes. En 1884, il eut, à Paris, une attaque de goutte qui s'est renouvelée régulièrement tous les deux ans.

A partir de 1885, il se livra à l'exercice de sa profession, ayant à faire des voyages fréquents dans la quebrada de Huarochiri (verrugas), tantôt en chemin de fer, tantôt à cheval, et couchant souvent à San Bartolomé (endroit à verrugas), et à Surco (endroit à verrugas).

En 1894, il s'occupait de diriger des travaux aux mines de *Parac*, sur les hauteurs de *San Mateo*. Il fut obligé de faire plusieurs voyages à cheval, le long de la quebrada, jusqu'à San Bartolomé. Peu à peu l'appétit disparut ; puis survinrent des nausées, des douleurs d'estomac et du ventre ; ces douleurs devinrent si intenses qu'il était contraint de se pencher, de se plier en deux pour pouvoir marcher. En même temps il se plaignait d'une sensation douloureuse, qu'il trouvait fort bizarre ; c'était une sorte d'hyperesthésie de la partie inférieure des cuisses ; hyperesthésie surtout manifeste lorsqu'il passait doucement les mains sur la région, et ne se manifestant plus quand il les appuyait fortement. En outre, il se sentait une grande faiblesse dans les jambes.

Le 22 juillet 1894, il fit appeler notre ami Castillo qui, outre les symptômes déjà indiqués, remarqua une langue saburrale, une soif vive, des nausées, des vomissements bilieux, un ventre sensible à la pression dans toute son étendue. Urine en petite quantité, rougeâtre et avec un sédiment muco-purulent et quelquefois sanguinolent. A ce moment, le malade était apyrétique, mais le soir, il accusait un peu de fièvre.

Il fut soumis alors à l'usage de la quinine, du salol, des perles de térébenthine, d'une potion de Rivière et de cataplasmes sur le ventre. Sous l'influence de ce traitement, il éprouva un grand soulagement, si bien que, pressé par ses obligations, il retourna aux mines de Parac dix jours après.

Néanmoins, ce soulagement ne dura pas longtemps, car, au bout de quelques jours, les douleurs au ventre revinrent ainsi que la faiblesse des jambes ; un nouveau symptôme, la *rachialgie,* sourde au début, intense plus tard, à tel point que l'éternuement, la toux, ou n'importe quel mouvement brusque l'exaspérait, s'ajouta aux précédents. Il lui semblait que toutes les vertèbres changeaient de place. Cette douleur était accompagnée d'une sensation de cuisson et d'un abattement physique et moral très prononcé. Les nuits étaient agitées et il y avait de la fièvre : le matin la courbature était considérable.

A la fin d'août (26), le malade rentra à Lima. La rachialgie était intense ; il avait la fièvre tous les soirs et des vertiges ; la faiblesse des jambes était considérable. Il ne pouvait rester longtemps debout sans voir apparaître un tremblement très marqué des jambes et une sensation d'affaissement ; mais, chose singulière, ces phénomènes étaient moins marqués lorsqu'il s'appuyait alternativement d'un côté ou de l'autre. Il était anémique, sans appétit, et l'urine avait les caractères déjà décrits. Il fut soumis alors au même régime à peu près, son état s'améliora sous peu, et il retourna à Parac le 2 octobre.

Mentionnons encore que le 5 septembre, pendant la nuit, il lui sembla que tout son corps se couvrait de papules rouges, comme celles produites par les piqûres de moustiques et s'accompagnant d'un prurit agréable. Le lendemain, il restait à peine quelques traces de cette éruption, mais sans aucun prurit. Cette éruption fut suivie de la recrudescence de tous les symptômes signalés, de douleurs articulaires, de dysurie.

Le 24 octobre, il rentra à Lima, fortement abattu par la maladie. La rachialgie et les douleurs des membres inférieurs étaient intenses. Il était profondément anémique, la faiblesse était extrême, si bien qu'il pouvait à peine marcher ; la courbature était atroce, « indescriptible », d'après le malade. Il avait la fièvre (38°, à 38° 1/2), ce qui l'obligea à garder le lit plusieurs jours. La prostration était tellement grande qu'au commencement de décembre, et pendant quelques nuits, il croyait ne plus se réveiller, « la vie m'échappe », disait-il. La marche était excessivement difficile ; il ne marchait plus, il se traînait plutôt. Le moindre mouvement le fatiguait énormément. Au tremblement des jambes s'ajoutait celui des bras, tellement remarquable qu'il ne pouvait plus porter à sa bouche une cuillère ou un verre pleins de liquide. Il y avait en même temps diminution des réflexes.

Notre collègue fit alors une application de pointes de feu sur la région lombaire ; elles produisirent un grand soulagement.

Les douleurs articulaires étaient symétriquement alternantes : un jour au genou droit, le lendemain au genou gauche et ainsi pour les autres jointures (chevilles, coudes, petites articulations des mains). Mais, d'après le malade, à part la rachialgie, la douleur la plus vive siégeait à la nuque. Il ne trouvait pas de place où il fût à son aise ; ni le lit, ni les sièges ne lui convenaient ; c'est seulement couché par terre qu'il éprouvait quelque soulagement.

C'est quelques jours après, le 16 janvier 1895, que nous vîmes le malade pour la première fois. Nous nous trouvâmes devant une personne fortement anémiée et très aimaigrie (nous connaissions le malade depuis bien longtemps). Il éprouvait un léger accès de fièvre, tous les jours, dans la soirée, et présentait des symptômes médullaires bien nets (rachialgie, parésie des membres inférieurs, perte des réflexes). La sensibilité dans toutes ses modalités était conservée ; pas d'atrophie musculaire, rien du côté du rectum ni de la vessie, exception faite pour son catarrhe. Il n'avait pas d'engorgement appréciable du foie, de la rate, ni des ganglions lymphatiques. Il se plaignait de douleurs aux petites articulations des mains et des coudes ; il en avait eu auparavant aux genoux. Au ventre, on remarquait plusieurs petites taches rosées très suspectes.

En présence d'un semblable cortège symptomatique, étant donnée la provenance du malade, l'anémie profonde, la fièvre quotidienne, les douleurs articulaires, les petites taches auxquelles nous avons déjà fait allusion, Castillo et nous, pensâmes à une *maladie de* CARRION et repoussâmes l'idée d'une myélite vulgaire, opinion qui avait été formulée par un confrère de grande réputation, qui croyait à une *ataxie locomotrice* et portait un pronostic fatal.

En effet, le 28 du même mois, apparut la première verruga typique au dos de la main droite ; d'autres suivirent à l'avant-bras du même côté et du côté opposé, aux jambes, localisées près des jointures. Au tronc il n'y en eut aucune. Avant leur apparition, le malade éprouvait de fortes douleurs dans les os et aux endroits où les verrugas devaient apparaître.

Avec l'éruption tous les symptômes s'amendèrent et le malade commença à reprendre des forces. Le nombre de verrugas a été de 50 et l'éruption dura de janvier à août. Les plus grandes étaient grosses comme un pois ; quelques-unes saignèrent. Il eut aussi deux nodules mulaires dermiques, de la grosseur d'une belle noisette ; l'un siégeait sur le dos de l'index gauche, au niveau de l'articulation métacarpo-phalangienne et l'autre à la pommette droite ; mais ces nodules n'augmentèrent pas de volume.

Toutes les verrugas disparurent sans laisser de traces, excepté au bras droit où l'on voit une tache violacée. Aujourd'hui, le malade se trouve très bien, mais il faut dire qu'il éprouve encore un peu de fatigue lombaire lorsqu'il reste longtemps debout.

Ce cas est extraordinairement intéressant, à plusieurs points de vue.

D'abord, il est assez bizarre que ce malade n'ait eu la maladie de CARRION que la dernière fois qu'il a visité les quebradas à verrugas, alors qu'il les avait parcourues auparavant à plusieurs reprises.

Ce qu'il y a de plus remarquable dans cette observation, ce sont les symptômes médullaires que le malade a présentés et qui firent croire à un de nos plus distingués confrères qu'il s'agissait d'une ataxie locomotrice. Ces symptômes démontrent que la moelle ou ses enveloppes ont été atteintes. Quelle en a été la lésion déterminante ? Ce n'est pas facile à élucider. Il nous semble peu probable qu'il y ait eu une éruption de verrugas dans la substance même de la moelle ; plus acceptable nous semble l'idée d'une éruption sur les méninges ; peut-être aussi faut-il penser à des troubles circulatoires (congestion ?) le long de ces membranes ; car il faut se rappeler que ce malade a eu des symptômes parétiques des membres inférieurs, des douleurs en ceinture, des tremblements des bras, symptômes tous caractéristiques de désordres très étendus de l'appareil médullaire. Encore est-il possible que la maladie de CARRION produise des névrites, toutes les fois que les névralgies rebelles et très localisées dominent et persistent.

Lorsque l'éruption, au lieu de commencer par la peau, se fait par un organe interne, on comprend bien la grande variété de symptômes qu'elle peut engendrer et les erreurs de diagnostic qu'on peut commettre.

Notre ami le Dr Ricardo Florez a bien voulu nous communiquer le cas suivant :

Observation VIII. — N. N., marchand de bestiaux, a toujours joui d'une bonne santé. En 1889, en vue de son commerce, il se rendit dans le département d'Ancachs et parcourut divers endroits verruqueux. Au commencement de 1890 il revint à Lima. Peu de temps après, il remarqua qu'il perdait ses forces, il maigrissait et tous les jours il ressentait un peu de fièvre. Bientôt, il se mit à tousser et à perdre la voix ; des hémoptysies légères se déclarèrent et plusieurs médecins qu'il consulta pensèrent à une tuberculose à localisation laryngée. La voix avait le caractère du bruit de drapeau. Notre ami le Dr Florez pratiqua l'examen laryngoscopique et il découvrit une petite tumeur pédiculée placée sur la corde vocale gauche. Il crut qu'il s'agissait d'un polype. Quelques jours après, faisant un nouvel examen en présence d'autres confrères, il s'aperçut qu'à la face et aux mains le malade avait une éruption typique de verrugas, survenue tout d'un coup. Les accidents laryngés, les prétendus symptômes tuberculeux et le polype s'expliquaient tout naturellement. Le malade guérit complètement. Il s'était agi d'une verruga pédiculée qui s'était développée au larynx et qui expliquait tous les désordres.

Le regretté Dr Quiroga y Mena a publié, dans la *Crónica Médica*, 1889, l'observation suivante :

Observation IX. — Il y a à peu près deux ans, nous reçûmes dans notre service un malade qui souffrait de pertes sanguines par le rectum. Il avait épuisé toutes ses ressources en remèdes, sans en obtenir le moindre résultat. Il était indigène, jeune encore et il ne présentait de remarquable qu'un peu d'anémie. L'examen interne du rectum avec le spéculum ne fit rien découvrir ; le mélæna était rebelle à tous les traitements. Il fut impossible d'en reconnaître la cause, ce qui aurait servi à établir un diagnostic. Un beau jour nous constatâmes que le malade avait une éruption discrète de verrugas. Le traitement fut alors dirigé dans ce sens et, peu à peu, l'éruption augmentant, la perte de sang commença à diminuer jusqu'à complète cessation. La verruga suivit sa marche et le malade guérit.

On pourrait multiplier ces exemples embarrassants et mettre en lumière les erreurs innombrables auxquelles cette maladie a donné lieu, lorsque l'éruption se fait ailleurs que sur la peau.

L'*épistaxis* rebelle à tous les traitements a été quelquefois produite par l'existence de verrugas miliaires cachées dans les sinus supérieurs des fosses nasales et qui échappaient fatalement à l'examen le plus minutieux.

La période d'invasion a une durée variable, mais toujours longue. Elle peut durer des mois ; la moyenne est de trois ou quatre mois.

Anémie. — Nous croyons que l'anémie est le premier symptôme de l'éruption de verrugas. Elle apparaît avant la fièvre et les douleurs, et marque vraisemblablement le début de la période d'invasion. Mais il est excessivement difficile de surprendre le moment de son apparition ; de là la difficulté de bien supputer la durée de l'incubation. Pour avoir une approximation suffisamment exacte il faudrait faire la numération des globules rouges avant que le malade ne fût allé aux endroits verruqueux et la répéter tous les jours jusqu'à ce que l'on découvrît une diminution sensible. De la sorte on arriverait à des conclusions à peu près positives, mais on comprend combien seraient difficiles et même impossibles ces examens dans les conditions ordinaires.

Cette anémie est absolument identique à celle qui survient dans la fièvre grave de Carrion, avec cette différence qu'elle évolue beaucoup plus lentement et qu'elle n'est pas aussi intense. Dès qu'elle se montre, elle fait des progrès tous les jours et elle s'accentue plus fortement encore lorsque la fièvre survient. Elle se traduit, chez le malade, par une faiblesse de plus en plus marquée, accompagnée d'évanouissements et même de vertiges ; mais d'habitude ces symptômes tenant à l'anémie ne sont pas aussi nets ou manquent absolument. On peut souvent constater chez les malades des bruits de souffle systoliques à la base du cœur, se propageant jusqu'aux artères ; on peut même dans certains cas sentir un frémissement plus ou moins rude à la région précordiale.

Fièvre. — La, fièvre dans l'éruption de verrugas, n'est pas si régulière que dans la fièvre grave de CARRION, mais néanmoins nous croyons que l'on peut établir certaines règles qui seront, en pratique, d'une grande utilité.

La fièvre, dans l'éruption de verrugas, apparaît de bonne heure ; avec les premiers malaises, elle *ne manque jamais.* Le matin, il y a généralement apyrexie ; l'après-midi ou le soir le thermomètre monte à 37° et quelques dixièmes, 38° ou un peu plus. Cette fièvre affecte le type *intermittent quotidien* ou *tierce* et, dans les cas plus intenses, elle est *rémittente.*

Au fur et à mesure que la maladie évolue, la fièvre monte (38°, 39° et même 40°), sauf dans les cas bénins, où la température reste basse tout le temps.

Lorsque le type est *intermittent quotidien,* la fièvre de Carrion prend la forme d'accès semblables à ceux de la fièvre intermittente paludéenne : avec frissons, grande courbature, fièvre plus ou moins élevée suivie d'une sudation variable.

Lorsque la maladie est très bénigne, la fièvre ne suit généralement pas un type régulier ; elle est alors *erratique,* survenant l'après-midi ou le soir et, quand l'éruption est sur le point de se faire, elle devient quotidienne ou tierce pendant quelques jours.

Il ne faut pas oublier que la fièvre a des rapports intimes

avec l'éruption, et qu'elle varie selon qu'il s'agit de la forme *miliaire* ou *mulaire*.

Dans la forme *miliaire*, il arrive généralement que, quelques jours avant l'éruption, la fièvre tombe et l'apyrexie s'établit ; c'est ce qui arrive toutes les fois que la poussée éruptive va être généralisée. Si cette poussée éruptive se fait par étapes successives, on voit la température s'élever avant chaque poussée.

Il y a des cas cependant, peu fréquents il est vrai, où la température s'élève énormément, atteignant 40° et même plus ; alors, au milieu d'abondantes sueurs, apparaît une éruption papuleuse, rouge-clair, qui peut être généralisée, mais qui plus habituellement se localise aux membres. Cette éruption se fait au milieu de la nuit ; le malade s'en rend compte par les picotements ou les élancements qu'il ressent aux petites zones de chaque bouton verruqueux. La durée de cette éruption est, la plupart du temps, assez courte et au bout de dix ou quinze jours toutes les papules disparaissent par régression. L'observation suivante est très démonstrative à cet égard.

Observation X. — E. A., âgé de 25 ans. Père mort d'un cancer de l'estomac ; mère arthritique, diabétique. En 1883, fièvre typhoïde grave. En 1892, chancre infectant.

Le 17 novembre 1894, il se rendit à *Cocachacra* (endroit à verrugas) et parcourut plusieurs villages de la quebrada de *Huarochiri* (verrugas). Le 14 décembre, étant à la Chosica, il fut pris d'une forte fièvre, qui se répéta tous les jours sous forme d'accès, avec diarrhée et amaigrissement considérable.

Le 19 février 1895, il rentra à Lima ; le lendemain nous le vîmes pour la première fois. Il était fortement anémique et très amaigri ; les ganglions du cou et de la nuque étaient légèrement engorgés, la rate et le foie un peu volumineux. Il se plaignait de douleurs aux membres inférieurs, particulièrement aux genoux. En faisant un examen détaillé de la peau, nous trouvâmes un grand nombre de verrugas de la grosseur d'une petite lentille, rougeâtres, coniques. Nous diagnostiquâmes en conséquence une maladie de Carrion déjà en éruption et nous soumîmes le malade à un régime tonique et diaphorétique.

La fièvre était quotidienne ; elle commençait vers dix ou onze heures du matin et se terminait dans la nuit, après une sudation plus ou moins considérable. Le thermomètre oscillait entre 37° et 40°.

Le soir du 1ᵉʳ mars, la famille alarmée nous fit appeler parce que le thermomètre avait atteint 41° et que la courbature était atroce ; le malade ressentait des picotements aux bras et aux cuisses. Nous ordonnâmes une potion antipyrétique et des ablutions au vinaigre de Bully. Le lendemain matin, l'apyrexie était nettement établie, il n'avait que 36°,5. Une transpiration abondante était survenue et tout d'un coup le malade vit apparaître, aux endroits où il avait éprouvé les picotements et les élancements, une éruption généralisée. Cette éruption était constituée par des papules saillantes, coniques, rouges, grandes comme une petite lentille, siégeant aux cuisses, aux jambes et surtout aux bras et aux avant-bras. Elles étaient quelque peu douloureuses à la pression.

Nous étions évidemment en présence d'une éruption de verrugas qui s'était faite d'emblée et qui avait produit une forte élévation de la température. Ces verrugas commencèrent à diminuer très rapidement, et au bout d'une quinzaine de jours on en remarquait à peine les traces.

Ce malade fut sujet ultérieurement à des fréquents accès de fièvre ; des verrugas apparaissaient par ci par là ; mais l'éruption en masse à laquelle nous avons fait allusion ne se répéta plus.

Dans un certain nombre de cas d'éruption miliaire précédée de fièvre rémittente plus ou moins intense ou de fièvre intermittente quotidienne montant jusqu'à 39° ou 40°, il arrive que l'éruption ne se fait qu'aux jambes, d'une façon très discrète, sans aucune tendance à la généralisation ; la rétrocession survient bientôt et s'opère progressivement.

Eh bien! dans ces cas il faut se méfier de la maladie, car souvent nous avons vu que les patients étaient repris par la fièvre, qui présentait alors les caractères de la fièvre grave de Carrion, et succombaient avec ou sans éruption interne. L'observation suivante se rapporte à un cas de ce genre.

Observation XI. — Damaso Rojas, âgé de 30 ans, entra à l'hôpital

« Dos de Mayo », salle San Pedro, n° 54, service du D⟨r⟩ Quiroga y Mena, le 2 janvier 1896. Il avait joui toute sa vie d'une bonne santé. Au mois de novembre 1895, il alla travailler à la ferme de *Santa Ana* (endroit à verrugas). Au mois de décembre, il commença à se sentir malade ; des frissons, de la fièvre, une grande courbature, des sueurs et une faiblesse progressive, tels étaient les principaux symptômes que nous avons enregistrés.

Quelques jours après l'entrée du malade à l'hôpital, nous demandâmes à notre ami, le D⟨r⟩ Quiroga y Mena, de vouloir bien nous le montrer. Il était d'une assez grande pâleur ; les ganglions du cou, de l'aine et des aisselles étaient un peu engorgés. La fièvre avait une marche rémittente, oscillant entre 38° et 38°,9. La rate et le foie étaient légèrement engorgés. Nous avions affaire évidemment à un cas de la maladie de Carrion d'une certaine intensité.

Le 21 janvier, l'apyrexie s'établit et le 26 du même mois l'éruption commença à apparaître. Elle resta localisée aux jambes : les verrugas étaient très petites, comme une tête d'épingle, légèrement saillantes et rouge-foncé. Cette poussée resta isolée, et, loin de sepropager, l'éruption commença à rétrograder. Le 7 février, la fièvre se ralluma atteignant le 11, 40° et le malade succomba le 15, avec 39°,6 et une diarrhée abondante.

A l'autopsie, nous trouvâmes l'éruption cutanée tout à fait pâle et à peu près éteinte. A la face profonde de la peau et dans le tissu cellulaire des jambes nous aperçûmes des ecchymoses d'une étendue variable, ayant, quelques-unes, la grosseur d'une belle lentille. D'autres avaient une élévation très nette qui démontrait clairement le mécanisme générateur de la tumeur verruqueuse.

Aux muscles jumeaux et aux vastes, nous trouvâmes une série de petites verrugas, rouges, luisantes, comme la tête d'une épingle. Ces petites verrugas siégeaient entre les fibres musculaires, sur le tissu conjonctif interstitiel.

Les ganglions mésentériques étaient engorgés ; le foie et la rate légèrement augmentés de volume, les poumons normaux.

Nous fîmes l'autopsie du cœur et, en examinant soigneusement l'intérieur du ventricule gauche, nous y découvrîmes, à notre grand étonnement, trois petites verrugas, dont deux étaient de la grosseur d'un grain de millet et la troisième comme une grosse tête d'épingle ; elles siégeaient toutes les trois sur l'endocarde qui recouvre les petits muscles de la valve postérieure de la mitrale. C'était la première fois qu'on voyait des verrugas développées à l'intérieur du cœur, ce qui venait démontrer qu'elles peuvent prendre naissance partout où il y a du tissu conjonctif.

Dans les cas analogues, même quand il s'agit d'une éruption généralisée, lorsque l'éruption miliaire pâlit rapidement et s'atrophie, la fièvre reprend avec intensité et le malade succombe en peu de jours, sous le coup de la fièvre grave de Carrion. Nos Observations I et II constituent deux beaux exemples de cette terminaison.

L'éruption miliaire ne se présente pas toujours après une période d'apyrexie, parce que souvent on voit quelques verrugas disséminées naître en plusieurs régions pendant la durée de la fièvre ; mais ce qui est vrai, c'est qu'une fois l'apyrexie établie, on peut être sûr que l'éruption va se faire en masse et en abondance.

En tout cas, lorsqu'il s'agit de l'éruption miliaire de ver-. rugas, à moins qu'elle ne soit très bénigne — auquel cas la fièvre est erratique — la température suit une marche intermittente quotidienne, tierce, ou bien rémittente, et sa marche, quelquefois capricieuse en apparence, est toujours subordonnée à celle de l'éruption, par poussées plus ou moins intenses, ou bien elle est sous la dépendance d'une complication.

Lorsque la verruga affecte l'autre forme, nommée *mulaire,* qui est caractérisée, au début, par l'apparition des nodules intra-dermiques ou sous-dermiques, la fièvre existe toujours avant, quotidienne, tierce ou rémittente, et, pendant l'éruption même, elle est de règle à moins que l'éruption soit très discrète. On ne constate plus, dans ces cas à éruption abondante, cette période d'apyrexie qui précède l'éruption miliaire. Comme cette éruption nodulaire se fait fréquemment par poussées successives, on voit la température s'élever chaque fois qu'un certain nombre de nodules s'accumulent dans une région ; elle baisse au contraire, ou redevient normale, lorsque ces nodules se transforment en véritables tumeurs mulaires, ou qu'ils diminuent ou disparaissent, pour reparaître encore si une nouvelle poussée éruptive est en train de se produire. Lorsque ces nodules sont très petits et généralisés, la température suit la même marche que s'il s'agissait d'une éruption miliaire.

On voit bien, d'après tout ce que nous avons dit, les nombreux points de contact, les rapports intimes qui existent entre la fièvre de l'éruption verruqueuse commune et celle de la fièvre grave de CARRION; de telle sorte qu'il y a des cas où toutes les deux se confondent, à tel point que l'on ne pourrait dire avec certitude si un cas donné appartient à l'une ou à l'autre, ce qui prouve que toutes les deux comportent purement et simplement des degrés variables d'une même et seule maladie.

Si nous avons longuement insisté sur les caractères que présente la fièvre de l'éruption verruqueuse commune c'est que l'on n'a pas des idées bien nettes à cet égard ; aussi nous sommes-nous attaché avec persévérance à cette étude. Il n'y a rien de publié à ce sujet et nous avons cru utile de consigner les résultats de nos observations.

D'après cet exposé nous pouvons formuler les conclusions suivantes:

1° *La marche de la température est en rapport intime avec la nature de l'éruption;*

2° *La marche de la température varie suivant qu'il s'agit de l'éruption* MILIAIRE *ou* MULAIRE ;

3° *Dans la forme* MILIAIRE, *la température ne monte pas très haut au début. Elle est intermittente ou rémittente;*

4° *La fièvre, dans l'éruption miliaire, cesse quelques jours avant l'éruption abondante;*

5° *Dans quelques cas la température s'élève énormément (40°, 41°) et sa rémission coïncide avec une éruption abondante mais de courte durée ;*

6° *Lorsque l'éruption, après une fièvre plus ou moins intense, se fait dans une région très limitée, généralement aux jambes, qu'elle n'est pas persistante et qu'elle ne se propage pas, il est à craindre que la fièvre se rallume avec une intensité mortelle;*

7° *Dans ces derniers cas on trouve assez souvent des verrugas à l'intérieur du corps, dans les muscles des membres inférieurs surtout;*

8° *L'éruption miliaire ne se fait pas toujours après quelques jours d'apyrexie ; il est fréquent de voir, au cours de la fièvre, apparaître quelques verrugas disséminées; mais l'éruption abondante a toujours lieu dans les conditions énoncées dans la quatrième conclusion ;*

9° *Dans l'éruption* MULAIRE, *la température se maintient plus ou moins élevée jusqu'à ce que les nodules verruqueux commencent à diminuer ou se transforment en véritables tumeurs mulaires;*

10° *Les oscillations en moins ou en plus de la température sont en rapport avec les poussées éruptives;*

11° *Lorsqu'il s'agit d'une éruption de nodules très petits, la fièvre suit les mêmes règles que s'il s'agissait d'une éruption miliaire.*

Nous mettons sous les yeux du lecteur plusieurs tracés thermiques de la fièvre verrugueuse commune.

Œdèmes. — L'œdème, dans l'éruption de verrugas, constitue un phénomène très fréquent. Dans la fièvre grave de CARRION il se présente quelquefois et tient, sans doute, à l'intensité de l'anémie. Mais dans l'éruption vulgaire de verrugas il n'existe généralement pas au début, à moins que l'anémie n'ait une assez forte intensité. Il commence à apparaître au moment où l'éruption va se faire et atteint son maximum d'intensité lorsque celle-ci devient abondante. Il est d'autant plus marqué que l'éruption est plus abondante; il l'est bien plus dans la forme mulaire, à sa période nodulaire active, que dans la forme miliaire. Nous croyons que dans ces cas l'œdème

tient à la réaction inflammatoire lymphangitique et spécifique
éveillée par la poussée éruptive. Comme d'habitude, l'éruption verruqueuse commence par les jambes; il s'ensuit que
l'œdème occupe de préférence ces parties; néanmoins, même

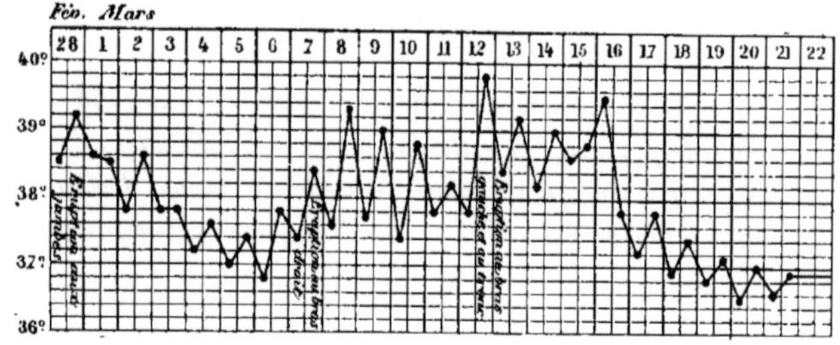

GRAPHIQUE 5. — Hôpital « Dos de Mayo » (Service du Dr Odriozola). Salle « San José »,
n° 54. — Malade atteint d'une éruption de verrugas mulaires. Il entra le 27 février 1893
et sortit guéri le 17 avril 1893. Actuellement, ce malade est atteint d'une tuberculose
pulmonaire (1896).

dans les cas où l'éruption se fait abondamment ailleurs,
l'œdème reste bien des fois limité aux jambes. Cela est dû
vraisemblablement, en dehors de la cause que nous avons

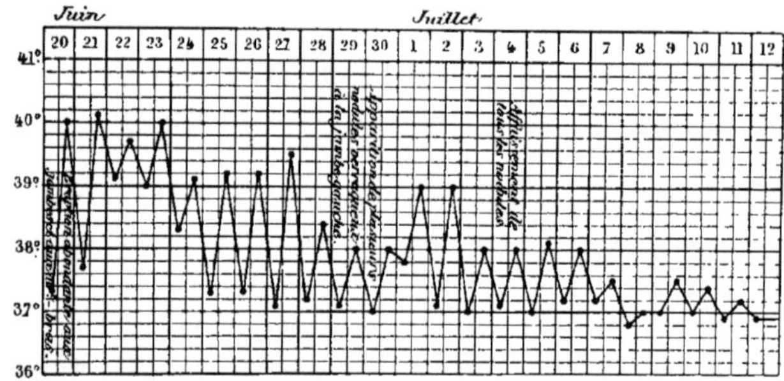

GRAPHIQUE 6. — Hôpital « Dos de Mayo » (Service du Dr Odriozola). Salle « San Roque »,
n° 37. — Entré le 20 juin 1894, sorti le 27 août, tout à fait guéri.
Éruption abondante de verrugas mulaires sous et intra-dermiques.

indiquée — qui ne peut pas être suffisante — à l'obstacle
mécanique opposé à la circulation de retour par les tumeurs
verruqueuses, produisant une induration inflammatoire de la
peau et comprimant, par suite, les vaisseaux de la circulation

veineuse. Cette hypothèse nous semble d'autant plus plausible
que les verrugas les plus grosses (à l'état nodulaire) exercent
une pression plus efficace et par conséquent l'œdème devient
plus considérable; on connaît d'ailleurs bien, de par les dispositions anatomiques très défavorables à la circulation de
retour du membre inférieur, la grande facilité avec laquelle
se produit l'œdème au moindre obstacle opposé à la libre
circulation.

Il faut dire aussi que l'œdème devient plus ou moins manifeste toutes les fois que l'éruption va se faire abondante dans
n'importe quelle région; c'est ainsi que nous avons vu celle-ci
apparaître sur les membres inférieurs et sur la face. Dans cette
dernière région surtout elle est, parfois, très appréciable et les

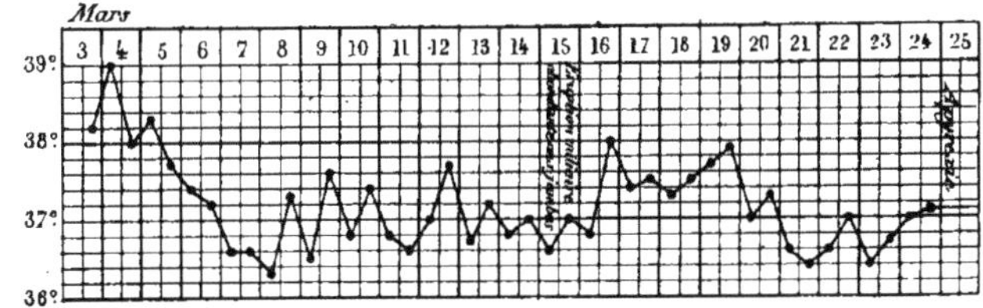

Graphique. 7. — Hôpital « Dos de Mayo » Salle « San Roque », n° 9 (Service du D' Odriozola). — Entrée, 3 mars 1896, sortie, 8 avril 1896. — Verruga miliaire ; quelques
nodules mulaires.

malades présentent alors l'apparence de ceux qui sont atteints
d'une néphrite parenchymateuse.

L'œdème dure autant que l'éruption reste en activité.

Sueurs. — Les sueurs, dans l'éruption commune de verrugas, sont liées à l'évolution de la fièvre. Elles se présentent
lorsque la fièvre se calme, et elles deviennent profuses quand
il y a des accès intermittents, dont l'intensité est considérable
et comparable à celle des accès paludéens. Cette sudation a une
action très favorable sur l'éruption et lorsqu'elle est très restreinte ou ne se présente pas, l'éruption tarde à se faire jour,
ou sort mal.

Douleurs. — Les douleurs, dans l'éruption de verrugas,

sont aussi constantes que la fièvre elle-même. Elles peuvent être générales, mais plus habituellement elles siègent aux membres inférieurs, localisées de préférence aux jointures, qui deviennent parfois sensibles à la pression et qui, dans certains cas — rares à la vérité — peuvent même offrir une légère tuméfaction, comme il arrive dans les articulations métacarpophalangiennes avant l'apparition des nodules verruqueux. Les douleurs apparaissent de bonne heure, avec les premiers accès fébriles, et manquent seulement, ou sont à peine appréciables lorsque l'éruption va être très bénigne et très localisée. Elles augmentent au fur et à mesure que la poussée éruptive approche et elles ont des rapports assez nets avec l'évolution de la fièvre ; de telle sorte que, le matin, elles se calment ou disparaissent pour acquérir, l'après-midi, ou le soir, une intensité parfois si forte que le malade est obligé de rester immobile, car le moindre mouvement suffit à éveiller des crises douloureuses atroces.

Les douleurs siègent particulièrement aux membres inférieurs, de préférence aux genoux et aux chevilles ; mais assez souvent elles attaquent aussi les petites articulations des mains et des pieds.

Leur intensité est variable ; nous avons cherché à déterminer s'il y a un rapport entre elles et l'éruption, et nous sommes convaincu que plus l'éruption est abondante et générale, plus les douleurs sont intenses. Néanmoins, lorsque l'éruption est représentée par des nodules verruqueux intra ou sous-dermiques, les douleurs peuvent être très intenses et répondre à une éruption localisée ; mais dans ces cas cette éruption est caractérisée par de nombreux nodules.

Y a-t-il un rapport entre le siège des douleurs les plus intenses et l'endroit où commencera l'éruption ? Nous ne le croyons pas, parce que nous avons déjà vu que, chez le malade de notre VIe observation, il y avait une forte douleur au cou, ce qui n'empêcha pas l'éruption de débuter par les bras. Il ne faut pas confondre cependant ces grandes douleurs avec celles très localisées qui annoncent l'apparition d'une verruga, car bien des fois, lorsqu'il s'agit de la forme mulaire, le malade ressent des douleurs très limitées à certains endroits, souvent aux petites articulations des mains et des pieds, et cette douleur révèle ordinairement l'apparition d'un nodule verruqueux sur la jointure atteinte. Il faut dire aussi que l'apparition des nodules verrugueux est caractérisée par une douleur exactement circonscrite à la petite zone envahie par la tumeur.

Les douleurs ont un caractère variable, tantôt contusif, tantôt térébrant, tantôt déchirant; les malades rendent compte de leurs sensations par des comparaisons plus ou moins exactes.

Elles commencent à diminuer lorsque l'éruption va se faire ; elles cessent tout à fait une fois que celle-ci est abondante. Mais il faut savoir que ces douleurs persistent même pendant la période d'apyrexie qui précède l'éruption. Lorsqu'il s'agit de l'éruption nodulaire abondante, les douleurs durent plus longtemps.

La céphalalgie dans les cas communs n'existe pas ou du moins elle ne se présente que chez les malades atteints d'une fièvre intense.

L'engorgement du foie et de la rate sont très fréquents dans la fièvre de l'éruption de verrugas. La rate surtout est très souvent engorgée et on la voit atteindre parfois un volume colossal; nous avons vu des exemples où la rate descendait presque jusque dans la fosse iliaque.

Les ganglions lymphatiques sont rarement engorgés dans ces cas. Quand on les trouve engorgés, c'est qu'il s'agit de la forme suraiguë de la maladie, c'est-à-dire de la fièvre grave de Carrion. Nous en dirons autant des vertiges et des vomissements.

Un grand nombre d'auteurs, Dounon, Corre (1), De Brun (2),

---

(1) Corre. Maladies des pays chauds. 1887.
(2) De Brun. Maladies des pays chauds. 1895.

insistent sur la *dysphagie,* comme étant un symptôme, en quelque sorte caractéristique, de la verruga. Nous sommes étonné de voir consigné un pareil phénomène parmi les principaux symptômes de la maladie et nous tenons à déclarer qu'il est excessivement rare. Dans près de deux cent cinquante cas que nous avons observés, nous ne l'avons trouvé qu'une seule fois et c'est chez le malade de notre V° Observation. Mais il faut se rappeler que ce malade avait une éruption généralisée à toute la bouche et à l'arrière-bouche; il est très probable, en outre, que l'éruption a dû se propager plus profondément. La dysphagie, dans ce cas, a donc été une conséquence obligée de la présence des verrugas au fond de la bouche et au pharynx, et nous sommes convaincu que dans tous les cas où on a mentionné ce phénomène, celui-ci avait pour cause la présence de verrugas dans les mêmes régions.

Éruption. — L'éruption elle-même a été, de toute antiquité, le symptôme le plus saillant; c'est celui qui, par la suite, a intéressé le plus tous les observateurs; elle résume pour ainsi dire toute l'affection. Nous avons déjà vu comment les Espagnols ont été frappés, au premier abord, par l'aspect tout particulier des malades et nous avons aussi passé en revue les descriptions plus ou moins exactes qu'ils nous ont laissées de cette singulière manifestation.

Cependant il faut arriver jusqu'à Malo (1), Rios, Odriozola (Manuel) (2), Salazar (3), pour avoir des connaissances plus complètes sur ce sujet.

Salazar, surtout, a fait de la verruga elle-même une très bonne étude qui a été le point de départ des descriptions ultérieures.

Néanmoins, quand on passe en revue tout ce qui a été écrit

---

(1) *Loc. cit.*
(2) *Loc. cit.*
(3) *Loc. cit.*

là-dessus, on reconnaît qu'une foule de questions relatives à
l'éruption ont échappé aux médecins; aussi allons-nous nous
efforcer de combler ces lacunes.

Notre regretté père et Salazar ont admis deux formes de
l'éruption: l'une, caractérisée par de toutes petites tumeurs,
et appelée *miliaire* ou *tuberculeuse;* l'autre, constituée par des
tumeurs plus grosses, et nommée *mulaire* ou *globulaire.*
Sommes-nous autorisés, cliniquement et anatomiquement, à
admettre ces deux formes? Nous ne le croyons guère. Cette
division, utile et commode pour les besoins de la pratique, ne
répond absolument pas aux exigences réelles de la clinique,
car ces deux formes ne constituent pas deux manières d'être
différentes de la maladie. Elles ne représentent, en effet, que
les deux anneaux extrêmes d'une même chaîne. Ces deux
formes, en effet, appelées miliaire ou mulaire, à cause du
volume de leurs éléments, ne peuvent exister sans laisser un
grand vide. Entre les deux, il y a place pour tout une série
de formes intermédiaires, qui établissent une succession
régulière et graduelle, depuis la verruga miliaire jusqu'à la
mulaire. De sorte qu'il serait très difficile, pour une éruption
de volume intermédiaire à celui des deux formes extrêmes,
de dire à laquelle de ces deux formes appartiennent les éléments éruptifs. Il y a donc plus de deux formes d'éruption,
ainsi que le démontre la clinique avec toute la vérité de ses
manifestations objectives; l'anatomie pathologique le confirme
aussi, puisque du commencement à la fin, c'est toujours
le même élément éruptif qui caractérise les deux formes
admises.

Quoique ces deux formes ne soient pas foncièrement différentes, nous croyons qu'on peut admettre deux autres modes
d'éruption. Nous en reparlerons plus loin.

Loin de nous l'idée de rejeter ces deux anciennes formes,
que nous croyons devoir conserver parce qu'elles ont été
consacrées par l'usage, et pour la commodité de l'étude.

Dans l'évolution de la tumeur verruqueuse, on a admis des

périodes dites d'*hémorragie* et de *dessiccation;* mais nous pensons que c'est une grosse erreur de croire que l'hémorragie et la dessiccation constituent des périodes évolutives ; il ne s'agit là que d'accidents (du même genre que la gangrène et l'ulcération), qui manquent un grand nombre de fois et qui ne sauraient jamais être regardés comme des périodes. Pour ces raisons, nous sommes d'avis d'admettre dans l'évolution des verrugas deux véritables phases ou périodes : l'une de *croissance,* et l'autre de *régression.* Ces deux termes ont le grand avantage de répondre à une réalité clinique et doivent être considérés comme désignant de vraies périodes au cours desquelles peuvent se présenter l'hémorragie, l'ulcération, la gangrène, la desquamation, comme des accidents secondaires et fréquents ; ils permettent, en outre, de comprendre toutes les éventualités qui peuvent surgir dans la marche de la tumeur, relativement à la façon dont elle se développe et disparaît.

Forme miliaire. — S'il y a une différence importante entre la forme miliaire et la forme mulaire, outre le volume des tumeurs, c'est l'endroit où elles prennent naissance : mais cette distinction n'est pas d'un caractère absolu. En effet, la verruga miliaire surgit des couches superficielles de la peau (nous n'avons pas affaire, ici, aux verrugas qui poussent à l'intérieur du corps) : l'éruption est *sus-dermique;* la verruga mulaire est, au contraire, *intra-dermique* ou *sous-dermique.*

La manière dont la verruga miliaire se développe est variable. Souvent on voit tout d'abord une petite hémorragie, une pétéchie, placée sous la couche de Malpighi ; peu à peu cette petite tache s'accroît, s'élève, se transforme et prend l'aspect d'un tout petit bouton de miliaire rouge, d'un teinte rouge, plus ou moins foncée, d'aspect luisant et un peu pointu.

D'autres fois, la verruga apparaît comme une toute petite goutte de rosée, transparente, plus ou moins brillante ; on dirait une éruption de sudamina, présentant souvent, au

centre, une ombilication qui répond généralement à un pore
de la peau, et ressemblant quelquefois à l'éruption de la

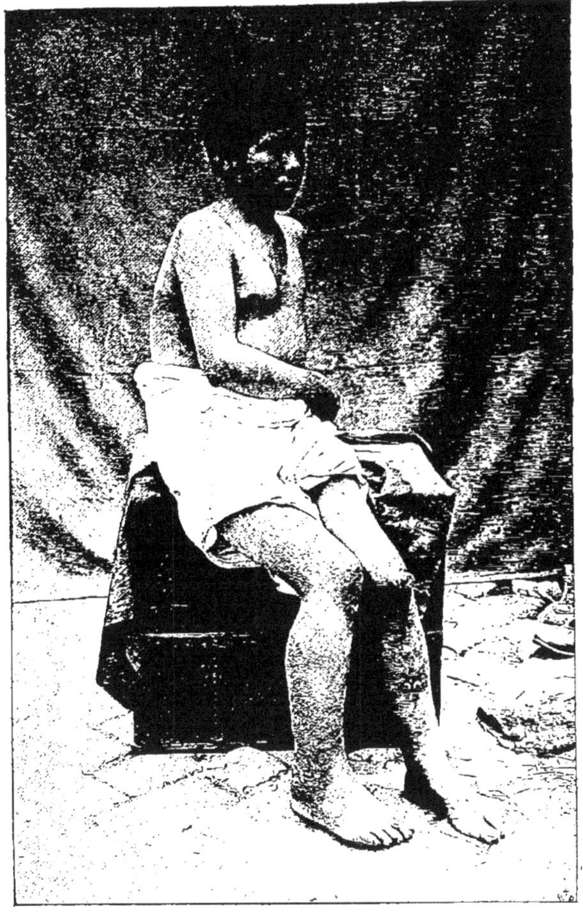

Fig. 2. — Verruga miliaire généralisée. — Eruption sudamineuse au front.
Verruga mulaire au genou gauche.

variole (voyez Obs. II). Le malade représenté figure 2 avait,
au front, une très belle éruption de ce genre.

Dans d'autres cas, la verruga commence par une petite élévation d'une teinte blanc-mat, d'aspect corné et simulant une papille cutanée hypertrophiée.

Quelle que soit la façon dont les verrugas miliaires commencent à pousser, peu à peu elles grandissent et affectent à peu près les mêmes caractères. Leur volume varie d'une tête d'épingle à un petit pois; plus grosses, elles doivent être regardées comme appartenant à la forme mulaire. Les plus petites sont sessiles, plus ou moins rouges, quelquefois très foncées, vineuses. La peau, tout autour, conserve ses caractères normaux. Les plus grosses tendent à se pédiculer; elles sont plutôt rosées, luisantes, rénitentes. D'autres présentent un aspect et une consistance cornée, comme s'il s'agissait de verrues vulgaires; ce sont surtout celles qui débutent comme une papille hypertrophiée qui gardent cette apparence (1).

Par une action mécanique, soit le grattage ou le frottement du lit, soit l'évolution naturelle des tumeurs, ces petites verrugas s'exfolient, perdent leurs lamelles épidermiques superficielles et saignent avec une facilité plus ou moins grande; alors, elles pâlissent un peu et présentent un point rougeâtre ou noirâtre qui marque l'endroit de la petite hémorragie: ce petit point apparaît constamment sur le sommet de la verruga, affectant bien des fois une certaine étendue et formant alors une croûte (2). Les verrugas un peu plus grosses s'ulcèrent et laissent suinter un liquide jaunâtre, transparent, qui bientôt se concrète et se transforme en une croûte brunâtre, et la verruga se réduit plus ou moins rapidement.

D'autres fois, lorsque la verruga ne subit pas cette action mécanique, elle commence à diminuer de volume; sa teinte

---

(1) Il faut savoir que l'aspect présenté par les verrugas miliaires au début peut persister jusqu'à la fin de l'éruption et constituer, par la suite, des variétés de la forme miliaire.

(2) Nous avons observé que les verrugas miliaires qui saignent, soit naturellement, soit artificiellement, rétrogradent avec une rapidité plus grande que celles qui ne saignent pas.

pâlit ; on y voit tout autour, et surtout au sommet de la petite tumeur, une desquamation caractérisée par la présence de lamelles épidermiques blanchâtres qui communiquent à la tumeur un aspect rugueux. Il arrive un moment où ces petites écailles épidermiques tombent et il ne reste, à la base de la petite tumeur, qu'un cercle ou couronne épidermique dans lequel la verruga paraît comme enchâssée. Cet aspect est très commun aux verrugas miliaires en régression.

Dans quelques cas, l'éruption miliaire est tellement petite, ses éléments éruptifs sont si réduits, que l'éruption ressemble, à s'y méprendre, à un prurigo. Dans ces cas, les petites papules s'affaissent peu à peu et disparaissent tout à fait sans hémorragie, ou avec une hémorragie minime.

Dans un autre groupe de faits, les verrugas miliaires subissent la transformation cornée, deviennent dures, se ratatinent peu à peu et tombent sous la forme d'une croûte épaisse grisâtre, brunâtre ou noirâtre.

Les verrugas de la grosseur d'un pois laissent après elles une petite tache légèrement foncée qui disparaît complètement ; les plus petites disparaissent aussi sans produire le moindre changement de coloration de la peau.

L'éruption des verrugas miliaires ne se fait pas tout d'un coup. Pendant la période fébrile, il est fréquent d'en voir quelques-unes se faire jour par tout le corps, mais elles sont très espacées, surtout aux membres. Mais quand la fièvre disparaît, on peut être presque sûr que l'éruption va se faire bien plus intense. La poussée commence généralement par les jambes et fait monter légèrement la température, ce qui n'est pas d'ailleurs constant. Les jours suivants, les poussées éruptives se généralisent, venant les unes après les autres ; elles envahissent la totalité du corps, respectant cependant certaines régions que nous ferons connaître. Les figures 2, 3 et 4 représentent l'éruption de verrugas miliaires dont nous faisons la description.

L'éruption miliaire peut être *localisée* ou *généralisée* et, dans un cas comme dans l'autre, elle peut être *discrète* ou *con-fluente*. D'habitude, c'est par la partie inférieure des jambes, et à la région antérieure, qu'elle commence. Lorsque l'éruption est abondante, les tumeurs choisissent de préférence certaines

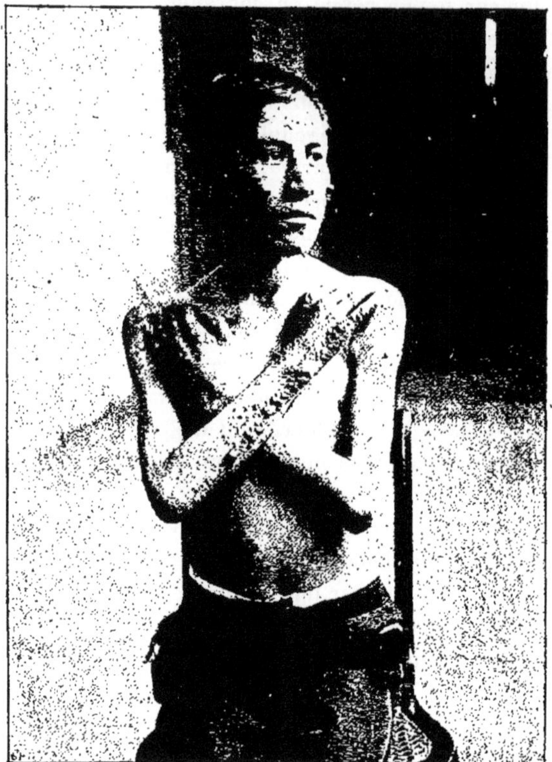

Fɪɢ. 3. — Verruga miliaire.

régions. Sur les jambes, c'est la région antérieure; sur les cuisses, la région antérieure et la région externe; sur les avant-bras, la région postérieure; sur les bras, la région antéro-externe; à la face, elles se localisent principalement sur le front, les joues, les oreilles, le nez. Au genou et au coude, on les voit fréquemment en grand nombre, formant des pléiades, si bien que, quelquefois, elles se réunissent les unes

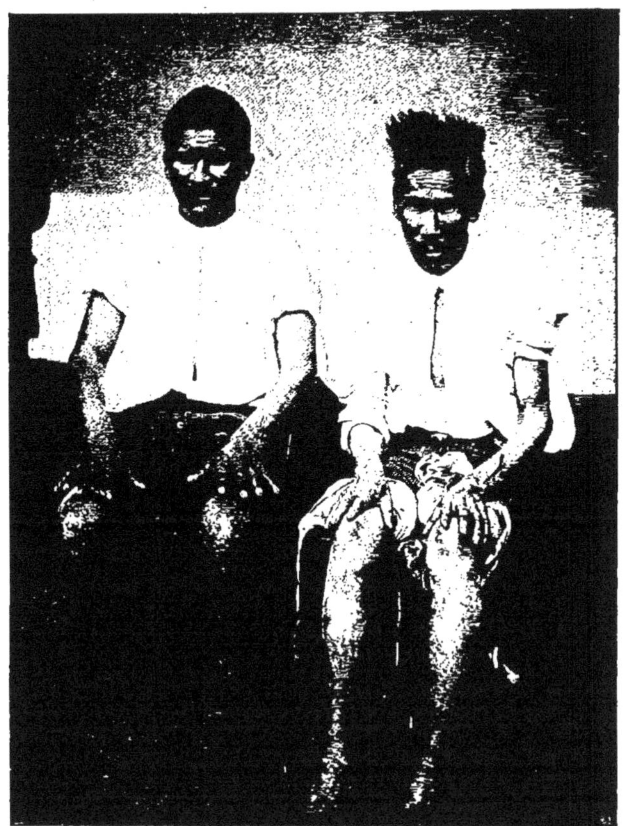

Fig. 4. — Verruga miliaire.

aux autres et dessinent des tumeurs mamelonnées, des placards plus ou moins étendus. La face et le cou sont atteints en deuxième lieu, après les membres. On a cru qu'à la paume des mains et à la plante des pieds les verrugas faisaient défaut, mais qu'elles étaient remplacées par des taches sanguines sous-épidermiques, rouges, d'étendue variable. Cependant, nous avons vu bien des fois des verrugas miliaires parfaitement développées dans ces régions et absolument identiques à celles que nous voyions ailleurs. Nous publions deux obser-

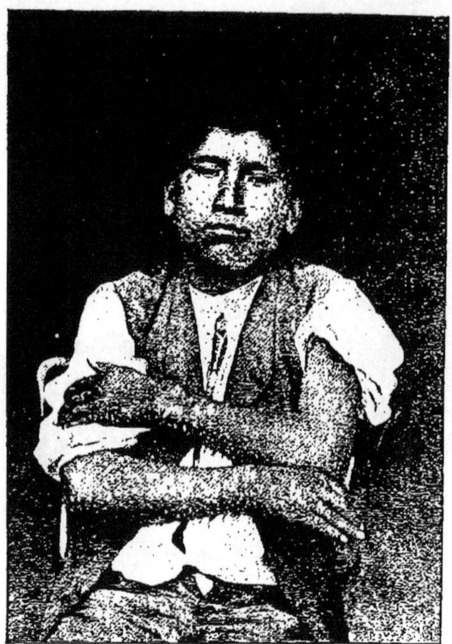

Fig. 5. — Verruga miliaire.

vations (Obs. VI, XIII) probantes. C'est à la plante des pieds que nous avons trouvé ces taches sanguines dont on a parlé. Elles sont, sans doute, formées par les éléments histologiques de la verruga qui ne peuvent pas se montrer au dehors, parce que l'épiderme épais de cette région leur oppose une barrière infranchissable, ou que la marche les détruit, les malades attendant bien souvent le dernier moment pour entrer dans nos salles. Ces taches sanguines sont plus ou moins développées, généralement grandes comme une lentille, d'une teinte rouge foncé ou noirâtre.

L'éruption de verrugas respecte presque toujours le tronc ; il faut qu'elle soit très confluente pour la voir se présenter dans cette partie du corps. Avec un peu d'attention on parvient, néanmoins, à apercevoir quelques papules, qu'on peut compter.

Il ne faudrait pas croire que l'éruption se fasse d'une façon capricieuse ; elle obéit, au contraire, à certaines règles bien déterminées. Souvent, elle marche symétriquement, attaquant d'abord les deux jambes en même temps, puis les cuisses, les avant-bras, les bras, la face, le cou et le cuir chevelu. A la face même, on la voit affecter une disposition singulièrement symétrique, comme l'on peut le constater sur la figure 4.

Nous avons observé un cas (Obs. II) où cette éruption affectait à la partie supérieure de la poitrine une disposition en *corymbes* qui était des plus curieuses.

La maladie de Carrion, qui attaque si profondément le système nerveux (1), ne pourrait-elle pas produire des désordres susceptibles de provoquer ou du moins de diriger l'éruption suivant le plan dont nous venons de faire l'étude ? L'hypothèse nous semble possible, et même probable.

Nous avons déjà dit que l'éruption produit des picotements ou des élancements aux points par où sortent les verrugas. Quand les petites tumeurs sont en régression, il se produit chez plusieurs malades un prurit qui peut atteindre une grande intensité et qui les porte à se gratter énergiquement.

---

(1) Les douleurs musculaires et articulaires de la verruga, si énergiques quelquefois, prouvent d'une façon incontestable que le germe verruqueux attaque profondément le système nerveux. La preuve, c'est qu'on peut voir éclater des névralgies diverses, des rachialgies. etc. La moelle peut-être est la partie du système nerveux qui souffre le plus et notre VII⁰ observation démontre qu'il y a des désordres profonds (congestion ?) dans ce centre.

Les verrugas miliaires ne respectent presque aucune muqueuse. On les voit se développer sur la conjonctive palpébrale et oculaire. Sur la conjonctive oculaire, elles affectent la forme de petits boutons rouges, aplatis. Cet aplatissement est dû à la barrière formée par la paupière supérieure constamment en mouvement et qui oppose un obstacle à leur accroissement en hauteur. La conjonctive oculaire peut être le siège de plusieurs verrugas, mais, d'habitude, on n'en trouve qu'une seule. Elles s'y développent du côté externe ou interne, comme pour échapper à la pression constante des paupières. On dirait en effet qu'elles aiment à pousser là où elles ne trouvent pas trop d'obstacles à leur croissance. La petite tumeur verruqueuse placée sur la conjonctive oculaire entraîne une conjonctivite partielle, caractérisée par une injection vasculaire très nette, et l'on voit se dessiner de petits vaisseaux plus ou moins flexueux qui rayonnent de la petite verruga comme d'un centre. Cette conjonctivite peut se généraliser, quand les tumeurs sont multiples. Les dimensions des verrugas qui naissent sur la conjonctive dépassent rarement celles d'un grain de millet.

Quoiqu'on n'ait pas encore trouvé des verrugas miliaires dans les membranes de l'œil, nous sommes convaincu qu'elles peuvent très bien y prendre naissance. La choroïde, membrane éminemment vasculaire, devra être, dans ce cas, la membrane de choix. Notre ami le Dr Juan C. Castillo nous a rapporté un cas de grand intérêt à cet égard. Il s'agissait d'une malade de 20 ans qui, au cours d'une éruption de verrugas miliaires et après la disparition de l'éruption cutanée (1), eut une amblyopie suivie d'amaurose pendant un mois et demi. Malheureusement, l'examen ophtalmoscopique ne fut pas fait ; mais

---

(1) Cette jeune malade eut en même temps une céphalalgie d'une intensité telle que le médecin qui la soignait, avant nous, pensa à une méningite et déclara son cas tout à fait désespéré.

nous pensons tout de même que cette amaurose a très probablement répondu au développement de verrugas dans la
choroïde, compromettant passagèrement le fonctionnement
de la rétine.

Le malade de la figure 6 en est, comme nous le verrons
plus tard, un autre exemple très probable.

La muqueuse pituitaire est aussi le siège de l'éruption verruqueuse ; les petites tumeurs qui s'y développent ont à peu
près les mêmes caractères que celles qui prennent naissance
sur la conjonctive oculaire ; seulement, elles y ont des dimensions un peu plus considérables. Elles font saillie sur la
muqueuse, en raison de l'espace qui leur est offert. Dans ces
cas, elles peuvent produire des épistaxis parfois très répétées
et alarmantes.

Sur la muqueuse buccale, les verrugas prennent fréquemment naissance. La muqueuse des lèvres, des gencives, du
palais et du voile, de la langue, des joues est fréquemment
atteinte. Au palais et au voile, les petites tumeurs, d'un rouge
clair, sont aplaties, grandes comme une tête d'épingle. Il en
est de même aux joues, aux gencives, aux lèvres. A la langue,
elles siègent habituellement à la pointe et sur les bords ;
elles sont d'un rouge foncé et elles ont, toutes, l'aspect de
papilles filiformes irritées. Les verrugas peuvent aussi
naître sur la paroi postérieure du pharynx, sur les piliers,
les amygdales et c'est alors qu'on voit apparaître la *dysphagie,* symptôme sur lequel ont tant insisté, à tort, certains
auteurs.

Les verrugas miliaires ont été vues aussi le long du canal
gastro-intestinal. A l'estomac, on les a trouvées siégeant sur
la muqueuse. Le Dr Salazar, dans la VIIe Observation de sa
thèse, cite le cas d'un malade chez lequel on trouva trois
petites tumeurs sur la muqueuse gastrique, et d'autres dans
l'épaisseur du foie. Sur la muqueuse intestinale, on les trouve
également et Tschudi avait déjà prévu la possibilité d'une
pareille localisation, à cause de certains symptômes abdo-

minaux qu'il avait observés. Le rectum peut en être atteint, comme le prouve notre IX° Observation.

La séreuse péritonéale présente souvent des verrugas se montrant sur certains organes ; ainsi, nous en avons vu à la surface du foie, de la rate, des reins et adhérentes à la séreuse. Le malade de notre Ire Observation en avait quelques-unes siégeant sur la séreuse qui recouvre la rate, et aussi sur les reins. Elles étaient tout à fait rouges, gorgées de sang et faciles à détacher, et présentaient les dimensions d'un gros grain de millet.

Les verrugas peuvent prendre naissance profondément, dans l'intimité de certains organes ; c'est ainsi qu'on en a trouvé dans le foie, la rate, les reins, le pancréas, les plaques de Peyer, la vessie, les testicules.

Elles atteignent quelquefois l'appareil respiratoire : le larynx, la trachée, les bronches, les poumons. Au larynx, les verrugas peuvent provoquer des accidents de suffocation. Notre cher maître le Dr Becerra nous a raconté qu'en 1875, il a vu, à l'hôpital « Dos de Mayo », service du Dr Olaechea, salle San Luis, un malade qui entra un soir avec un accès de suffocation auquel il succomba un moment après son entrée. A l'autopsie, on trouva un grand nombre de verrugas miliaires sur le larynx, la trachée et les bronches.

Sur la séreuse pleurale, elles poussent également et parfois en telle quantité qu'elles peuvent en imposer pour une granulie. Nous savons déjà qu'elles se développent fréquemment dans les muscles. Sur le périoste, on les a trouvées aussi, et il est très probable qu'elles peuvent naître dans la moelle des os, et qu'elles entrent pour quelque chose, peut-être, dans la production de ces douleurs ostéocopes dont se plaignent quelques malades.

Les verrugas miliaires sont-elles susceptibles de naître dans les centres nerveux ? CARRION, déjà en 1885, rapportait l'histoire suivante :

Observation XII. — Verruga probable des méninges. — Antenor Florez, naturel d'Ayacucho, âgé de 11 ans, entra à l'hôpital « Dos de Mayo » le 9 avril 1885, lit n° 21, salle de las Mercedes, service du Dr Villar.

Ce malade avait été, deux mois auparavant, dans la même salle pour un purpura de nature paludéenne, dont il guérit en peu de jours, sous l'influence de doses suffisantes de quinine.

A cette époque; il présentait déjà quelques petites tumeurs typiques, quoique par trop insignifiantes encore.

Sans aucun renseignement sur les antécédents personnels ou héréditaires de ce malade, nous nous trouvâmes en face du tableau symptomatique suivant :

Décubitus dorsal, en résolution musculaire, état comateux; figure pâle, pommettes rouges ; paupières fermées, pupilles légèrement dilatées ; traces d'épistaxis antérieures. Ventre déprimé ; hyperesthésie légère. Pas de taches. Rate légèrement hypertrophiée. Fièvre forte, 39°,5 ; pouls petit, fréquent, dépressible ; respiration un peu difficile et des vomissements. Des tumeurs bien développées étaient visibles aux membres, au front et sur d'autres régions.

Après avoir examiné les poumons et les autres organes qu'on trouva sans lésions, il ne restait, pour établir un diagnostic, d'autres renseignements que les symptômes déjà énumérés. Aussi hésita-t-on entre une fièvre pernicieuse de forme comateuse et une méningite essentielle à sa seconde période. Cette hésitation s'expliquait par le caractère endémique de l'impaludisme, l'hypertrophie de la rate et par ce fait que le malade, peu de temps auparavant, avait été guéri de purpura par la quinine. On le soumit donc, de nouveau, au sulfate de quinine.

Le troisième jour, la quinine n'ayant produit aucun effet, même en injections hypodermiques, et les symptômes méningitiques étant manifestes, on soumit le malade à l'iodure de potassium.

Malgré ce traitement, le malade mourut huit jours après son entrée à l'hôpital, c'est-à-dire le 17 avril.

Ce cas me suggère les réflexions suivantes : puisque la verruga a été constatée plusieurs fois sur la séreuse péritonéale des verruqueux, pourquoi ne pourrions nous pas admettre qu'elle puisse se développer sur la séreuse cérébrale? Quelle raison s'oppose à ce que l'éruption des verrugas sur les méninges ait provoqué l'inflammation de la séreuse cérébrale du malheureux Florez? C'est une hypothèse qu'il serait aisé de

vérifier d'une façon évidente par l'autopsie ; ici, malheureusement elle
ne fut pas pratiquée.

Nous appelons l'attention sur ces réflexions, dans l'espoir de voir
bientôt notre hypothèse pleinement confirmée.

Ces réflexions de CARRION prouvent incontestablement
qu'au cours de ses observations cliniques il avait été amené
à conclure, *a priori,* à l'existence des verrugas dans la séreuse
cérébrale, et le temps est venu lui rendre justice.

C'est à notre ami regretté le Dr Quiroga y Mena que revient l'honneur d'avoir, le premier, démontré l'existence des
verrugas dans les centres nerveux. En 1889, il lut, devant la
Société Unión Fernandina, un travail fort intéressant sur les
encéphalopathies verruqueuses (1). Deux observations per-
sonnelles, à peu près probantes, complétaient ce travail ; mais
la conviction restait hésitante, sans preuve palpable. En 1894,
il fit l'autopsie d'un verruqueux mort dans son service de l'hôpital « Dos de Mayo », avec des symptômes cérébraux absolument nets. Notre ami eut la bonté de mettre sous nos yeux
les pièces nécropsiques que nous examinâmes soigneusement.
Il n'y avait pas le moindre doute : les verrugas étaient nombreuses, petites, à peu près grosses comme une tête d'épingle,
disséminées à la base du cerveau, près du bulbe et dans
l'arachnoïde.

Cette importante découverte du Dr Quiroga y Mena fer-
mait la longue chaîne des localisations verruqueuses.

Si donc les verrugas peuvent exister dans l'arachnoïde
et dans les plexus choroïdes, comme nous verrons dans
l'observation suivante, il est à croire qu'elles peuvent aussi
prendre naissance dans les cavités ventriculaires et produire
des hémorragies foudroyantes.

L'observation publiée par le Dr Campodónico dans la *Cró-*

---

(1) *Crónica Medica,* octobre 1889.

nica Médica, en 1895, nous montre l'étendue et la généralisation que peut avoir l'éruption verruqueuse. Nous allons la reproduire en entier.

Observation XIII. — Nous avons eu l'heureuse fortune d'observer à l'hôpital de « Santa Ana », service du Dr Samuel Garcia, un cas de cette maladie, fort important, surtout au point de vue anatomo-pathologique. Il s'agissait d'un enfant de deux mois et demi qui fut amené à la salle San José, le 4 novembre 1894. A en juger par son aspect, il était bien développé et sa nutrition assez satisfaisante. Mais ce qui attirait tout d'abord l'attention c'était une anémie profonde et une éruption papuleuse généralisée à toute la surface cutanée, éruption qui par sa physionomie spéciale ne laissait pas le moindre doute quant au diagnostic de verruga péruvienne. L'enfant était né à *Cocachacra,* endroit situé près de Lima et réputé comme un de ceux où la verraga est endémique. Ses parents, très sains, résidaient là depuis longtemps et ils s'étaient aperçus de la maladie de leur enfant un mois avant son entrée à l'hôpital.

A l'examen que nous fîmes, la première chose que nous découvrîmes ce fut l'éruption indiquée, constituée par de petites papules de grandeur variable, depuis la tête d'une épingle jusqu'à celle d'un grain de poivre. Ces papules se présentaient sur toute la surface de la peau sans excepter la paume des mains et la plante des pieds, et elles étaient plus confluentes aux extrémités qu'ailleurs. Une des papules se distinguait des autres par son volume qui était à peu près celui d'un pois chiche et par son origine, car elle était apparue avant les autres ; elle siégeait à la joue droite. On voyait aussi l'éruption à la langue, à la face interne des joues, dans l'arrière-bouche et sur la conjonctive oculaire.

La respiration était dyspnéique ; la voix ou plutôt les cris que jetait l'enfant étaient rauques, presque aphones. Le pouls était fréquent : 130 à 140 par minute. Le nombre des selles était de trois à quatre par jour ; elles étaient constituées quelquefois par une matière pultacée noirâtre, sans que l'on pût expliquer cette coloration par la nature des médicaments ingérés. La teinte générale du corps était anémique, l'aspect du malade était somnolent. L'auscultation du cœur ne révélait rien de particulier, la zone de matité précordiale était normale. Rien de spécial à la percussion du thorax. A l'auscultation on entendait quelques râles humides étendus à toute la cage thoracique.

Le foie dépassait un peu le rebord des fausses côtes. La rate était nettement augmentée de volume. Le poids de l'enfant était de 5,5oo grammes.

La respiration se faisait seulement par la bouche à cause de l'obstruction des fosses nasales par l'éruption ; et par ce même motif la succion était très imparfaite.

La température rectale, les dix jours que dura notre observation, n'atteignit jamais 38°, ni le matin ni le soir. Le dernier jour seulement nous remarquâmes que la température matinale était de 38°,2, et ce jour-là le petit malade succomba.

L'autopsie pratiquée sous la direction du Dr Juan C. Castillo, professeur de pathologie interne, révéla des particularités dignes d'être consignées, surtout au point de vue de l'abondance et de l'universalité de distribution du néoplasme verruqueux. Pour plus de clarté nous la décrirons comme il suit :

Muqueuses. — En dehors de la bouche et du voile du palais, l'éruption existait sur la muqueuse de l'œsophage, de l'estomac, des intestins grêle et gros. Son abondance était plus considérable sur la muqueuse de l'intestin grêle que sur celle du gros intestin et d'autant plus qu'on se rapprochait davantage de sa termination. Quelques plaques de Peyer étaient couronnées par des verrugas et ces mêmes plaques se trouvaient augmentées de volume, mais non ulcérées. Les follicules clos étaient aussi très apparents, mais sans trace d'ulcération.

Il y avait une éruption assez confluente sur la muqueuse nasale (cornets et sinus), ce qui rendait compte de la difficulté qu'avait l'enfant à respirer par le nez. Il y avait de petites tumeurs verruqueuses sur la muqueuse bronchiale et laryngienne (épiglotte, cordes vocales, sinus de Malpighi).

Séreuses. — Il y avait des verrugas assez espacées sur les plèvres viscérale et pariétale, sur le péritoine viscéral et sur le péricarde viscéral. Il y en avait aussi, quoique en petit nombre, sur les lepto-méninges cérébrales et les plexus choroïdes du cerveau et dans la tunique vaginale des testicules.

Muscles. — Nous trouvâmes des verrugas, disséminées dans tous les muscles examinés (muscles des parois abdominales, muscles thoraciques et spinaux, des cuisses et des jambes, des bras et des avant-bras). Le néoplasme était logé au milieu des fibres musculaires donnant à ces organes un aspect pointillé. Nous ne les avons pas trouvées dans le muscle cardiaque.

Os. — L'éruption s'étendait sur le périoste de tous les os examinés (fémur, humérus, côtes, sternum). Au crâne les verrugas se présentaient enchatonnées dans le tissu osseux et l'épicrâne en était farci.

Parenchymes. — Les verrugas avaient envahi le parenchyme hépatique, surtout dans le voisinage de la capsule de Glisson. Il y en avait sur le pancréas et dans le tissu pulmonaire ; elles étaient assez nombreuses au thymus, dans la glande thyroïde, dans les ganglions lymphatiques inguinaux et axillaires et dans les testicules. A la rate leur nombre était réellement surprenant ; cet organe ressemblait, quoique la comparaison paraisse osée, à un sac plein de verrugas ; en dilacérant son tissu et en l'examinant sous l'eau, on voyait les verrugas flotter dans ce liquide, à la façon de petits globules miliaires.

Dans tous les organes énumérés le volume du néoplasme verruqueux était à peu près le même, c'est-à-dire, celui de petits globules miliaires rouges ; ce qui prouve jusqu'à un certain point que l'apparition en a été simultanée. On remarqua aussi, d'une façon générale, que le nombre et l'abondance des verrugas étaient proportionnels à la richesse des organes en tissu conjonctif. Ainsi, le nombre des verrugas était grand dans le tissu cellulaire sous-cutané, dans le tissu connectif inter-musculaire, dans le tissu cellulo-adipeux rétro-orbitaire, dans le tissu graisseux lâche du canal rachidien, dans l'atmosphère celluleuse des reins, dans la membrane adventice des vaisseaux et dans les cartilages articulaires et péri-articulaires. Cependant nous n'en avons pas pu trouver dans la dure-mère cérébro-rachidienne, ni dans la choroïde oculaire. Nous ne pûmes non plus les trouver à la surface interne des vaisseaux, dans le parenchyme rénal, la rétine, le système nerveux cérébro-spinal. Ces derniers sont les seuls organes, parmi ceux que nous avons examinés, où nous ne trouvâmes pas de verrugas. Serait-ce peut-être à cause de leur pauvreté relative en tissu conjonctif? Mais il faut se rappeler qu'il y a des organes essentiellement conjonctifs, comme la dure-mère cérébro-spinale sur laquelle nous n'en rencontrâmes pas non plus.

Cette observation du Dr Campodonico a une importance réelle, parce qu'elle réunit en un seul cas les localisations multiples de la verruga.

Nous devons faire remarquer que les verrugas ne prennent jamais naissance sur les éléments parenchymateux eux-mêmes ; les verrugas qu'on trouve dans l'intimité des divers organes, foie, rate, reins, poumons, siègent toujours dans la trame conjonctive interstitielle. Elles peuvent aussi se développer dans le tissu embryonnaire ; aussi n'est-il pas étonnant de les voir prendre un développement prodigieux chez le nouveau-né.

FORME MULAIRE. — Les verrugas miliaires ou sus-dermiques prennent quelquefois un tel développement qu'on peut justement leur appliquer le qualificatif de *mulaires;* mais ce n'est pas le cas habituel. La verruga *mulaire,* qu'elle soit intra-dermique ou sous-dermique, est constamment représentée au début par ce que nous pouvons appeler le *nodule* verruqueux ou la *nodosité* verruqueuse. Elle consiste en une induration bien limitée, d'abord très petite, qui augmente rapidement et se transforme souvent en verruga mulaire proprement dite. Les petits nodules situés dans le tissu cellulaire sous-cutané sont d'abord libres, mobiles, durs, résistants, sensibles à la pression ; souvent ils progressent et finissent par contracter des adhérences à la peau. D'autres fois ils se réduisent peu à peu et disparaissent tout à fait. Ces petits nodules sous-cutanés, lorsqu'ils commencent à apparaître, — et ils le font très souvent d'une façon presque subite — ne sont pas appré-ciables à la simple vue : il faut passer la main sur la peau pour les découvrir. S'ils contractent des adhérences avec le derme, ils deviennent peu mobiles et produisent une petite saillie à la peau qui tantôt ne change pas de coloration, tantôt présente, à leur niveau, une petite zone décolorée, ou, au contraire, rosée ou bleuâtre. Quand ces nodules prennent naissance dans l'épaisseur du derme ils sont plus résistants, absolument immobiles et font une saillie plus considérable à la surface de la peau. Il est fréquent de voir apparaître ces nodules aux jambes, au dos des mains où ils occupent géné-ralement la peau qui recouvre les articulations métacarpo-phalangiennes ; aux avant-bras, aux coudes, aux bras, aux genoux, aux cuisses et à la face ; le tronc reste souvent in-demne. Quand ils ont acquis un certain développement, la

peau devient d'un rouge foncé, violacé, il y a une douleur très
nette à la pression ; ils ont alors l'aspect d'un furoncle dont ils

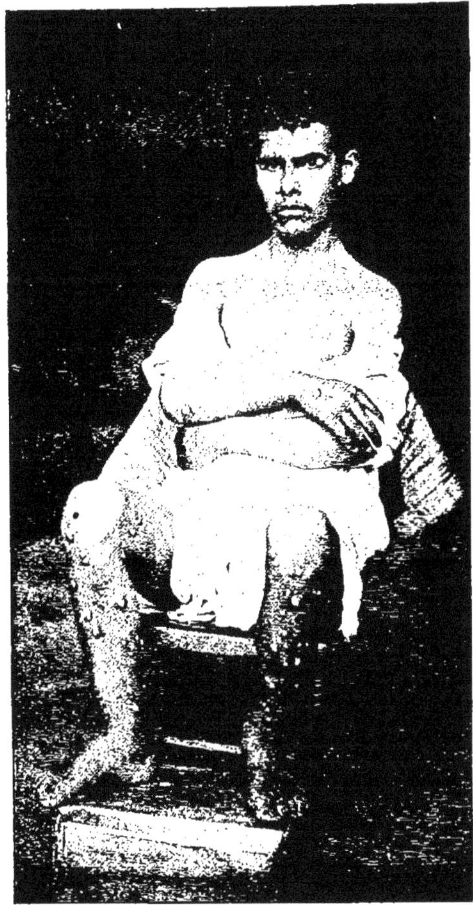

Fig. 6. — Verruga nodulaire.

présentent la même consistance. La figure 6 représente un cas
que nous avons eu dans notre service et dont nous avons re-

produit plus haut le tracé thermique. On voit bien, sur les jambes, une foule de ces nodules dont quelques-uns ont déjà forcé la peau et se sont transformés en véritables verrugas mulaires. On en voit aussi à la face : sur la paupière gauche on peut reconnaître une verruga mulaire très belle, pédiculée, prolongée.

Lorsque les nodules verruqueux vont se transformer en verrugas mulaires, on voit le nodule se développer peu à peu, la peau devenir, à son niveau, de plus en plus rouge et douloureuse. Cette coloration d'abord rouge violacée devient tout à fait rouge ou rosée, surtout au point où le nodule traverse la peau, qui prend alors un aspect particulier ; le nodule, qui est rouge en forçant la peau qui a une coloration violacée, offre une certaine ressemblance avec le gland dépassant l'anneau prépulial.

Les nodules mulaires suivent une évolution variable : tantôt ils restent stationnaires plus ou moins longtemps ; tantôt ils augmentent et arrivent à constituer les verrugas mulaires ; enfin ils peuvent disparaître rapidement. Lorsque le nodule doit se transformer en verruga mulaire, il augmente vite de volume ; il devient souvent conique, et son sommet, coiffé par la peau plus ou moins violacée du voisinage, perce cette dernière et se montre sous l'aspect d'une tumeur, résistante, douloureuse, à large base et de forme conique. Peu à peu, la tumeur augmente de volume, elle dépasse plus ou moins la surface de la peau, change de forme, devient globuleuse et tend de plus en plus à se pédiculer. Alors la verruga mulaire est tout à fait constituée. Elle se présente sous la forme d'une tumeur, sessile ou pédiculée, d'un rouge plus ou moins intense, luisante, rénitente, d'une grosseur qui varie d'une noisette à une petite pomme. En 1881 nous avons vu à l'hôpital de San Bartolomé, dans la salle de la clinique externe de notre regretté maître le Dr Romero, un malade qui portait, à la face, deux tumeurs mulaires, dont l'une, siégeant à la région malaire gauche, avait à peu près le volume d'une belle noix, et l'autre, qui pendait du lobule de l'oreille droite, le volume d'une petite orange. A l'avant-bras gauche, région antérieure, il y en avait une qui atteignait presque le volume d'une orange ordinaire ; enfin au scrotum on en voyait une autre, de la grosseur d'une noix. Ce malade présentait en outre plusieurs petites verrugas disséminées un peu partout.

La figure 7 représente un malade ayant une verruga mulaire énorme et dont l'observation mérite d'être rapportée. Notre ami le Dr Fernandez Concha a eu la bonté de nous la procurer.

Observation XIV. — Guillermo Doyle, naturel de Augusta (États-Unis), âgé de 39 ans, forgeron de son état, arriva au Pérou en 1871 ; il fut employé aux travaux du chemin de fer de la Oroya jusqu'en 1874. A cette époque il dut aller à *Cuesta-Blanca* et à *Agua de Verrugas.* Après deux mois de repos à Lima, il reprit son travail sur la ligne du chemin de fer ; voyageant suivant le besoin ou les circonstances, il travailla à *Tambo de Viso,* à *Huampichacra,* aux tunnels n°s 15 et 31, et à *Chicla.* A la fin de 1877, il se rendit à *Conchucos* où il séjourna jusqu'en 1883, époque à laquelle il se rendit à la montagne de Taso, située à quarante lieues de Huánuco ; le 20 août 1886, il quitta cet endroit pour venir à Lima, à l'hôpital « Dos de Mayo », où il entra le 3 octobre de la même année.

Pendant son séjour à Cuesta-Blanca et à Agua de Verrugas, de 1871 à 1874, il eut aux jambes plusieurs verrugas, dont l'apparition était précédée de douleurs violentes, avec accès aigus pendant la nuit ; elles cessèrent dès que l'éruption se manifesta.

Au bout de huit mois, ces verrugas disparurent ; cinq mois après, le malade s'aperçut qu'il y voyait moins bien qu'auparavant de l'œil gauche ; les objets lui semblaient voilés. La pupille se dilata d'une façon considérable, et, à la partie inférieure de la cornée, près de la sclérotique, il se développa une petite tache blanche (une squame, disait le malade) de la grosseur d'un petit bouton de chemise. Cette petite tache alla en augmentant et prit la forme d'un croissant. Un an après son apparition, elle couvrait l'œil, qui devint à tel point proéminent que le malade ne pouvait pas fermer les paupières. Ultérieurement, elle acquit la forme d'une tumeur, d'aspect irrégulier, mamelonné et à grand axe rizontal ; elle ne cessa de croître qu'en 1882 ; elle avait alors le volume d'une orange.

Du 3 octobre, jour où il entra à l'hôpital, au 27 du même mois, ce malade n'eut pas de fièvre, mais à partir de ce jour, le thermomètre atteignait tous les soirs 39°,5 et même 40°.

La tumeur suppurait, dans l'après-midi surtout ; le pus était de bon aspect. Quelquefois, la tumeur saignait abondamment.

Le 9 novembre, le Dr Lino Alarco extirpa la tumeur ; la plaie était cicatrisée un mois après. Mais la fièvre persistait tous les soirs. Il avait des douleurs un peu partout ; le malade maigrissait. A la région sternale, on voyait cinq verrugas qui dataient de quelques mois avant l'entrée du malade à l'hôpital. Il succomba enfin, le 13 mars 1887.

A l'autopsie, on trouva une rate énorme de 920 grammes ; le foie, d'une teinte cirrhotique, pesait 1,840 grammes ; la vésicule biliaire était brun foncé.

Ganglions lymphatiques considérablement augmentés de volume.

Le poumon droit était emphysémateux, anémique ; le poumon gauche avait des adhérences pleurales ; il présentait, au sommet, un foyer hémorragique rempli de sang liquide. Hypertrophie considérable des ganglions médiastiniques et bronchiques, tous anémiques. Cœur anémique, plein de caillots fibrineux et de sang fluide.

Le rein droit était congestionné, 13 centimètres sur 8 ; le gauche était anémique, 13 centimètres sur 7 ; dans les calices on trouva un liquide séro-purulent.

Une chienne inoculée avec le sang de la tumeur eut plusieurs verrugas ; quelques-unes à chaque patte et d'autres aux oreilles. Ces verrugas s'ulcérèrent la plupart et les ulcérations saignaient abondamment. Elle mit bas deux petits chiens morts, et elle-même commença à dépérir et mourut.

Il est très regrettable qu'on n'ait pas fait de la tumeur un examen microscopique qui aurait pu nous renseigner sur sa nature. Néanmoins, il n'est guère douteux qu'il s'est agi là d'un cas de verrugas, étant donnés les antécédents, l'éruption concomitante de même nature, la marche de la maladie, la fièvre, les résultats nécropsiques et enfin, preuve décisive, les conséquences absolument probantes de l'inoculation de la chienne avec le sang de la tumeur.

Notre regretté père, qui avait une longue expérience sur la maladie de CARRION, affirma le premier que cette tumeur était incontestablement une verruga qui avait probablement pris naissance dans la choroïde.

Ce cas extraordinaire est particulièrement intéressant aussi par la longue évolution de la maladie, qui a duré plus de trois ans, et qui se termina par une fièvre grave de CARRION.

Les verrugas mulaires, arrivées à leur complet développement, se présentent sous la forme d'une tumeur sessile ou pédiculée ; la peau de la base et celle qui l'avoisine est habituellement plus ou moins pigmentée, brunâtre, tandis que le reste est rouge ou rose, coloration qui devient d'autant plus vive qu'on s'approche davantage du sommet de la tumeur. L'épaisseur de la peau est bien plus considérable à la base qu'au sommet ; mais le pédicule a généralement une peau moins épaisse qui souvent se crevasse, ou se fissure plus ou moins profondément. A la surface de la tumeur, on perçoit une desquamation caractérisée par la présence d'écailles épidermiques, blanchâtres, farineuses, qui atteignent parfois des dimensions plus considérables ; on voit alors de vrais lambeaux se détacher de la surface de la verruga.

Les verrugas mulaires sont rénitentes et cette rénitence peut avoir, dans un certain nombre de cas, tous les caractères d'une véritable fluctuation, surtout lorsqu'il s'agit de tumeurs sessiles plus ou moins aplaties. Notre cher collègue le Dr Artola a eu la bonté de nous communiquer la description d'un cas fort instructif à cet égard.

En 1875, étant interne dans le service de M. le Dr Aurelio Leon, à l'hôpital « San Andrés », il eut l'occasion d'observer un malade présentant une grosse tuméfaction du genou droit ; cette tuméfaction faisait une saillie assez nette ; le diamètre de sa base mesurait à peu près 5 centimètres, la hauteur était de 2 centimètres. En examinant la tumeur, le Dr Leon perçut la sensation de flot. La tumeur était rouge et douloureuse et notre regretté collègue pensa à un *hygroma suppuré* de la bourse rotulienne, si bien qu'il pria le Dr Artola de vouloir bien l'inciser. Après une première incision, intéressant la peau et une certaine épaisseur de la tumeur, le pus ne parut pas. Le Dr Leon insista pour une nouvelle incision plus profonde, mais le résultat fut le même. Le Dr Leon, croyant que le foyer n'avait pas été encore atteint, prit lui-même le bistouri et l'enfonça jusqu'à l'os. Il ne sortit encore que du sang, mais en telle abondance qu'on eut beaucoup de peine à assurer l'hémostase. Il est à croire que la fluctuation était manifeste, car la compétence chirurgicale du regretté Leon n'était pas discutée.

Il s'est agi là d'une verruga mulaire solitaire ; plus tard, il en vint quelques-unes sur d'autres régions ; mais cette circonstance a été vraisemblablement cause de l'erreur fâcheuse commise par le Dr Leon.

Au fur et à mesure que la tumeur grandit, la couche cutanée devient de plus en plus mince au sommet et alors le moindre frottement ou les progrès naturels de la tumeur finissent par ulcérer la peau en un point, et une hémorragie se déclare, qui peut avoir des proportions alarmantes, surtout quand elle survient la nuit. Tschudi cite le cas d'un malade qui, par une seule tumeur, avait perdu 1,400 grammes de sang. D'autres fois, sans hémorragie préalable, la tumeur présente au sommet un point de mortification, qui devient jaunâtre ou brunâtre, et s'étend rapidement attaquant une portion plus ou moins considérable de la tumeur. Alors, on perçoit une masse ramollie, jaunâtre, d'une fétidité gangréneuse, d'où se détachent des lambeaux plus ou moins considérables donnant lieu, d'une façon presque inévitable, à des hémorragies parfois abondantes. C'est à ce moment qu'il peut survenir une suppuration de longue durée, qui ne cesse qu'à la chute de la tumeur dont le pédicule s'atrophie, car c'est dans ce genre de tumeurs qu'arrivent habituellement les accidents gangréneux, auxquels nous avons fait allusion. Lorsque la tumeur est sessile, sa chute est relativement rare ; la mortification est le

résultat de la tension exagérée de la peau, des frottements
fréquents et très certainement aussi de l'introduction de
germes par une petite solution de continuité. Mais alors la
peau qui couronne la tumeur subit un ramollissement plus ou
moins rapide, et laisse à nu une surface fongueuse, rouge,
saignante, plus ou moins granuleuse, et dont nous mettons
sous les yeux du lecteur un beau spécimen (Planche V) pris
dans notre service. La tumeur commence alors à diminuer
de volume, les bourgeons charnus s'affaissent et la peau
s'avance, couvrant peu à peu la perte de substance.

Quelquefois, les tumeurs mulaires arrivées à leur complet
développement restent pendant un certain temps stationnaires,
puis elles commencent à se réduire, leur teinte pâlit, la peau
qui recouvre leur surface se plisse, se ratatine, devient croû-
teuse, brunâtre ou noirâtre, augmente d'épaisseur et de consistance ; ce processus régressif envahit la presque totalité de
la tumeur, qui tombe comme un morceau de bois, dure, résistante, ayant, au centre, les traces atrophiées de la néoplasie.
A la place occupée par la tumeur, on voit une ulcération saignante, qui se cicatrise rapidement et qui, d'autres fois, au
contraire, est le point de départ d'une reproduction verruqueuse, caractérisée par la présence d'un gros bourgeon
rouge, mamelonné, susceptible d'acquérir à peu près le volume
de la tumeur primitive.

Cette sorte de subinvolution de la tumeur verruqueuse n'a
lieu qu'avec les tumeurs d'un volume relativement petit, qui
ne dépasse pas, par exemple, celui d'une noix. L'hémorragie et
la gangrène, ainsi que la suppuration sont, dans ces cas, tout
à fait insolites. Il n'en est pas de même des tumeurs plus
grosses ; celles-ci subissent souvent les changements gangréneux et suppuratifs auxquels nous avons déjà fait allusion.

On voit bien, par ces explications, que l'hémorragie ne survient pas dans tous les cas et qu'elle ne mérite par conséquent
pas d'être regardée comme une période dans l'évolution de la
verruga mulaire.

Nous représentons aux figures 7, 8, 9, 10, 11 quelques malades atteints de verrugas mulaires, à leurs divers degrés de
développement. On peut voir, à la figure 8, un malade qui présentait une verruga grosse comme une noisette, près de l'angle
externe de la paupière supérieure gauche. Ce malade n'a eu

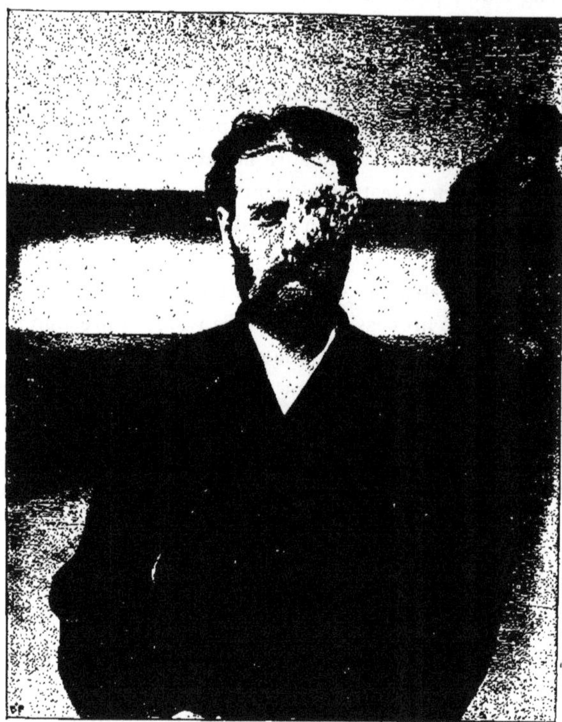

Fig. 7. — Verruga mulaire de l'œil.

ni hémorragie, ni gangrène ; sa tumeur est tombée après
avoir subi un processus atrophique. Cette verruga, qui avait
un gros pédicule, tomba tout d'une pièce, laissant une
petite ulcération à son point d'implantation. Il en a été de
même du malade de la figure 6, qui a eu un bon nombre de

verrugas nodulaires aux jambes et aux cuisses. Ces verrugas disparurent tout à fait, sans presque laisser de traces. Ce malade avait aussi une belle verruga mulaire, grande comme une petite noix, à la paupière gauche ; elle tomba sans hémorragie et sans gangrène, par atrophie et dessiccation.

Les verrugas mulaires peuvent naître dans n'importe quelle région du corps ; mais elles n'ont jamais été vues à l'inté-

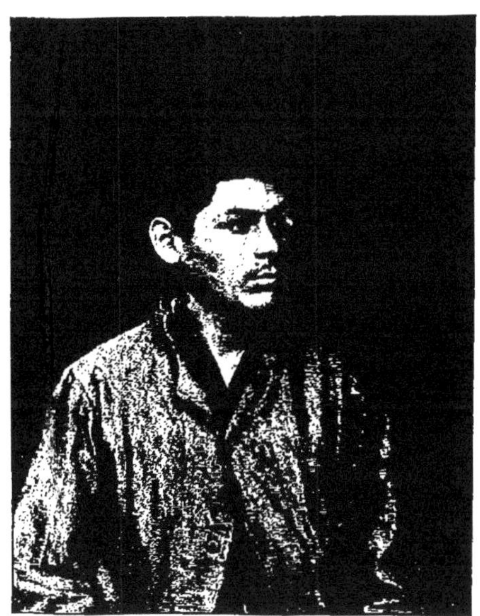

Fig. 8. — Verruga mulaire solitaire.

rieur. Dans notre première observation, nous en avons trouvé une, grosse comme un pois, dans le muscle jumeau interne gauche ; mais, pour les uns, elle mériterait d'être regardée comme une verruga miliaire, et pour les autres comme une verruga mulaire. Ainsi éclate, comme nous l'avons déjà dit, le grand défaut de cette division : on ne sait où se terminent

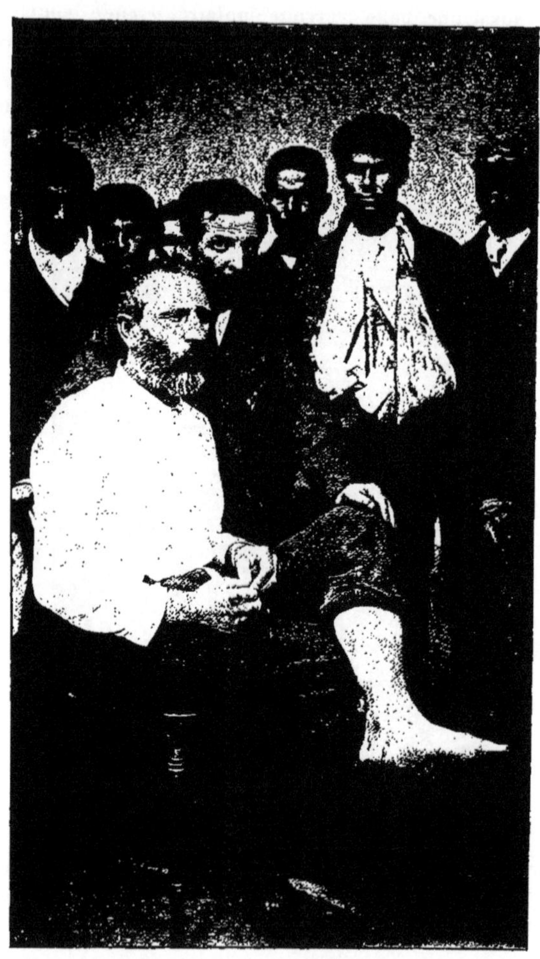

Fig. 9. — Verruga mulaire solitaire.

les verrugas miliaires, ni où commencent les mulaires. Toujours est-il qu'on n'a jamais trouvé à l'intérieur du corps ces grosses verrugas qu'on voit à la peau.

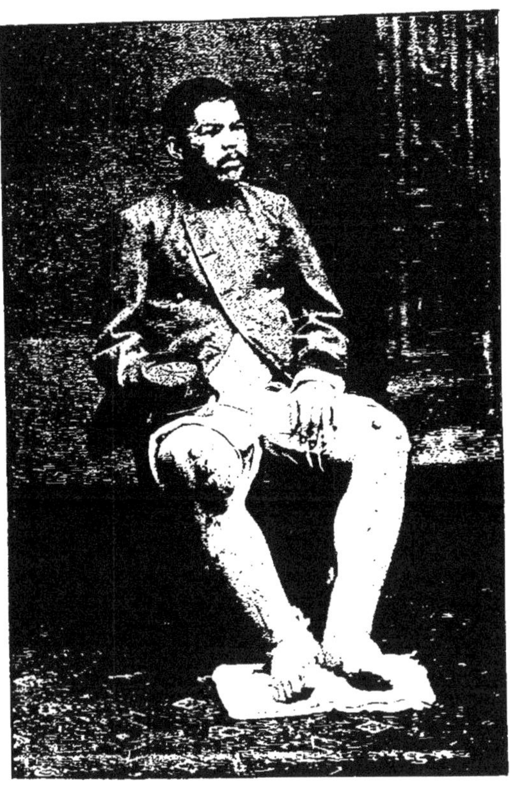

Fig. 10. — Verrugas mulaires.

Les verrugas mulaires ont une remarquable prédilection pour la face. Elles choisissent des régions bien déterminées : la paupière supérieure, la pommette, le lobule de l'oreille, le dos du nez. Aux membres inférieurs, elles poussent aux jambes sans affecter cette systématisation si commune aux verrugas miliaires. Mais il est très fréquent d'en constater la présence au genou, particulièrement au niveau du tendon rotulien, comme le démontrent plusieurs de nos

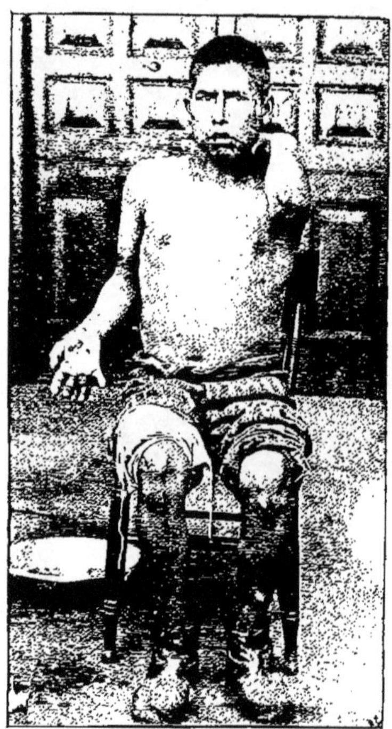

Fig. 11. — Verrugas mulaires.

planches. Aux membres supérieurs, elles se localisent aux mains, sur la face dorsale et presque exclusivement au niveau des articulations métacarpo-phalangiennes, surtout sur celles du pouce et de l'index, et dans ces cas elles restent souvent à l'état nodulaire. On les voit aussi naître sur la face postérieure des avant-bras.

Nous représentons (fig. 11) un malade que nous avons eu dans la salle de « San Juan de Dios » de l'hôpital Dos de Mayo et qui avait une éruption de verrugas mulaires. Ce qui était intéressant et insolite chez ce malade c'était une verruga grande comme une grosse noix et implantée à la face palmaire de la main droite au niveau de l'articulation de la première avec la seconde phalange de l'annulaire. La planche VI représente cette main; on y voit la verruga déjà ulcérée, ayant une escarre produite par une cautérisation au perchlorure de fer nécessitée par une hémorragie qui existait encore au moment où on prit la photographie.

La forme des tumeurs verruqueuses mulaires est variable; tantôt tout à fait sphériques, pédiculées ou sessiles, tantôt coniques ou en forme de fuseau, elles présentent quelquefois une forme capricieuse et bizarre, surtout lorsque plusieurs tumeurs naissent les unes à côté des autres et se réunissent; alors elles ont les apparences d'une tumeur mamelonnée, plus ou moins irrégulière. Cette disposition s'observe surtout au genou. La planche V et la figure 10 en offrent deux beaux exemples.

Les verrugas mulaires sont-elles capables de se terminer par suppuration, de former un abcès? Cette question a été très débattue et quelques confrères croient à cette transformation. Nous sommes d'avis que, pour résoudre cette importante question, il faut tenir compte de l'état de la verruga. Si la verruga mulaire est couverte d'une peau absolument intacte, nous osons affirmer que la suppuration n'a jamais lieu, du moins ne l'avons-nous jamais observée. Au contraire, s'il y a une solution de continuité dans la peau de la tumeur, on comprend bien que les microbes de la suppuration y puissent pénétrer et former des foyers suppurants, assez fréquents dans les grosses verrugas, où nous les avons vus souvent prendre naissance.

Notre ami le Dr Barrios nous a cité le cas de quelques malades atteints de verrugas mulaires, chez qui le *tétanos* a éclaté.

Il est très probable que ces verrugas avaient été ulcérées.

Jusqu'en ces derniers temps, les deux formes de verrugas dont nous venons de faire la description, étaient envisagées comme les seules formes cliniques ; mais, en 1895, nous avons publié un article (1) dans lequel nous soutenions que ces deux formes, qui n'étaient pas radicalement et cliniquement différentes, n'étaient pas non plus les seuls modes d'éruption de la maladie, et qu'il y avait lieu d'accepter deux autres modes sur lesquels on n'a rien dit jusqu'à ce jour, quoiqu'ils représentent deux aspects distincts de l'éruption, au moins au début. Nous avons appelé ces deux modes *vésiculeux* et *pustuleux*.

Le premier, dont nous avons déjà présenté un spécimen dans notre quatrième observation, est caractérisé par l'apparition de *vésicules,* limpides et transparentes, dont les dimensions peuvent atteindre celles d'une belle lentille. Ces vésicules sont aplaties, sans auréole rouge et siègent aux membres, particulièrement. Le liquide qui s'en échappe est tout à fait fluide, presque aqueux. De ces vésicules le plus grand nombre subissent la transformation verruqueuse. On voit alors s'élever, à la surface du derme, une petite tumeur qui augmente de volume proportionnellement à la diminution de la vésicule, et jusqu'à ce que celle-ci ait disparu en totalité, laissant l'épiderme se détacher à son tour et s'éliminer tout à fait.

Le second mode d'éruption, moins rare que le précédent, est le mode *pustuleux.* Il est caractérisé par l'apparition de petites pustules, grosses comme une tête d'épingle ou un peu plus. Ces petites pustules renferment une matière qui, par

---

(1) *Monitor Medico*, 1895, n° 228.

ses caractères macroscopiques et microscopiques, a toutes
les apparences du pus. Autour d'elles, il n'y a pas d'auréole
rouge. Au bout de quatre ou cinq jours, elles se transforment
en véritables verrugas miliaires.

Nous avons déjà vu, dans notre Observation IV, que cette
forme se rencontre fréquemment au palais et au voile du
palais.

Les deux Observations suivantes appartiennent aussi à
cette forme éruptive.

Observation XV. — Le 23 septembre 1895, entra à l'hôpital « Dos
de Mayo », salle San Antonio, n° 4, service du Dr Fernandez Concha, le
malade Pedro Aguirre, âgé de 21 ans, laboureur de son état. Étant enfant, il eut la petite vérole qui laissa des marques nombreuses et indélé-
biles. Longtemps après, il fut atteint d'un impaludisme rebelle dont les
accès l'affaiblirent énormément. Il avait eu, auparavant, une blennorragie
et un bubon suppuré.

Il nous déclara revenir de la *quebrada* de Huarochiri, qu'il avait
parcourue presque dans toute son étendue, et être demeuré quelque
temps dans les endroits verruqueux. Ce malade avait une fièvre vespérale qui dépassait à peine 38°,5; il éprouvait aussi des douleurs aux jointures, mais ces douleurs disparurent au moment où une éruption insolite
se fit aux jambes. En effet, du côté externe on voyait une éruption papuleuse rouge offrant tous les caractères de la verruga. Mais ce qui réellement
frappait l'observateur, c'était une autre éruption concomitante et qui
avait les apparences grossières d'une éruption d'ecthyma. C'étaient de
toutes petites pustules, sans auréole rouge, grosses comme une tête d'é-
pingle. Pour nous assurer de la nature de cette éruption, nous en cir-
conscrivîmes quelques-unes au crayon dermographique, et nous les per-
forâmes. Peu de jours après, à notre grand étonnement, nous pûmes
constater que toutes les petites pustules, même celles qui avaient été
perforées, s'étaient transformées en verrugas typiques.

Observation XVI. — Francisco Sosa, âgé de 39 ans, pâtissier de son
état, entra dans notre service, salle San Roque, n° 9, le 3 mars 1896.

Père mort d'une rougeole. Mère vivante et d'une bonne santé habituelle. Pas de tuberculose dans la famille.

Le malade a toujours joui d'une bonne santé et ne se souvient que de quelques refroidissements, d'entérites légères. Pas de syphilis. Il boit.

Le 22 mars 1895, il partit pour voyager dans l'intérieur du pays. En décembre 1895, il revint à Lima par la *quebrada* de Huarochiri, et il reprit son métier de pâtissier. Au commencement de février 1896, il se sentit malade ; il avait des accès de fièvre quotidienne avec grande courbature, et souvent de la diarrhée.

Le jour de son entrée, nous fûmes tout de suite frappé par l'aspect de ce malade : il était fortement anémique avec une teinte jaunâtre. Conjonctives, muqueuse buccale et langue, tout à fait décolorées. Fièvre 39° (1). Souffle anémique à la base du cœur, se propageant aux artères du cou. Rate et foie engorgés. Hypertrophie très nette des ganglions du cou et des aines. Légers vertiges au moment de se mettre sur son séant. Pas de vomissements.

Nous diagnostiquâmes une maladie de CARRION assez intense. Nous le soumîmes aux injections de sérum de Hayem : 300 grammes le premier jour ; un litre les jours suivants, par 24 heures. Nourriture au gré du malade.

Le 6 mars, nous découvrîmes, pour la première fois, deux petites verrugas sur le ventre, l'une dans la fosse iliaque droite, à trois travers de doigt, d'une ligne horizontale partant de l'épine iliaque antérieure et supérieure, l'autre dans la fosse iliaque gauche à quatre travers de doigt de la même épine et à deux d'une ligne joignant cette épine à l'ombilic.

Ce jour-là, il eut de la diarrhée. Traitement : potion absorbante à la craie et au sous-nitrate de bismuth.

Cette diarrhée disparut le 8. Traitement : injection de malate de fer et de liqueur de Fowler, en dehors des injections de sérum de Hayem.

11 mars. — Petite verruga à un travers de doigt de la crête iliaque droite.

13 mars. — Une petite verruga, au coude droit.

15 mars. — Verruga sous-dermique, au coude gauche. Œdème des membres inférieurs, éruption miliaire commençante aux pieds et aux jambes.

Les jours suivants l'éruption augmenta rapidement.

---

(1) Le tracé thermique complet est représenté à la page 150.

L'éruption, aux cuisses, était très restreinte. Au tronc, quelques verrugas déjà signalées. Rien à la face ni au cou.

A la main droite, un nodule mulaire sur la jointure métacarpo-phalangienne de l'index. Quelques nodules aux bras aussi.

Le 23 mars, nous remarquâmes qu'aux deux jambes il existait une autre éruption caractérisée par de toutes petites pustules, de la grosseur d'une forte tête d'épingle, de forme conique, sans auréole rouge et remplies de pus. Observant attentivement ces petites pustules, nous les vimes se transformer presque toutes en une éruption absolument identique à celle qui avait eu lieu quelques jours auparavant ; tout était terminé en cinq ou six jours.

Ce malade quitta l'hôpital le 8 avril, dans des conditions très satisfaisantes, mais non encore guéri.

De tout ce que nous venons de dire sur ces deux nouveaux modes d'éruption, faut-il conclure qu'ils constituent deux formes réelles de l'exanthème (1)? En 1895 nous nous sommes attaché à accumuler des raisons et des preuves à l'appui de cette manière de voir ; mais, à l'heure qu'il est, nous déclarons franchement qu'une semblable hypothèse n'est plus soutenable. En effet, la vésicule pas plus que la pustule ne constituent des éléments permanents de l'évolution éruptive, puisqu'elles disparaissent à un certain moment pour faire place à la verruga miliaire typique. Par conséquent, ni l'une ni l'autre ne sont deux formes effectives de l'éruption ; elles représentent tout simplement deux éléments éruptifs commençants, deux modes de début différents de la verruga; ils ont, l'un et l'autre, une durée éphémère et subissent la transformation verruqueuse ordinaire, qui caractérise la maladie de CARRION. Il en résulte qu'aujourd'hui nous les regardons tous

------

(1) Si nous avons parlé de ces deux modes d'éruption comme de deux formes nouvelles de l'éruption, c'est que nous avons voulu mettre en relief l'aspect de l'éruption après un examen approfondi, et celui qui résulte d'un examen superficiel des malades.

les deux non pas comme deux formes, mais comme deux simples *variétés* initiales de l'éruption miliaire.

Nous avons déjà dit que les formes miliaire et mulaire ne doivent pas non plus être envisagées comme deux formes différentes et nous en avons donné les raisons. Mais nous avons ajouté ensuite que, malgré tout, cette ancienne division devait être conservée pour la commodité du langage clinique et parce que tout le monde sait à peu près les distinguer ; de telle sorte que, résumant tout ce que nous avons dit sur l'éruption, nous proposons la classification suivante :

Formes

MILIAIRE	**MULAIRE**
Variétés :	*Variétés :*
Cornée,	Nodulaire (1).
Sudamineuse,	
Vésiculeuse,	
Pustuleuse.	

On pourra nous objecter que les prétendues variétés vésiculeuse et pustuleuse ne constituent pas une véritable éruption appartenant à la maladie de CARRION, mais qu'il s'agit là tout simplement d'une éruption banale qui détermine un stimulus à la peau et y concentre l'effort éruptif, d'où l'apparition de la verruga à l'endroit occupé par la vésicule ou la pustule. Mais nous devons faire remarquer que nous avons vu plusieurs malades ayant des ecthymas et chez lesquels la verruga a évolué pour son propre compte dans d'autres régions, et sans que les éruptions ecthymateuses aient subi la transformation verruqueuse.

Ces considérations sembleraient donc prouver que la vé-

---

(1) Il est évident que le nodule verruqueux peut rester fort longtemps en cet état, puis rétrograder et disparaître sans arriver à former une véritable tumeur mulaire ; aussi avons-nous cru devoir créer cette variété de l'éruption mulaire, qui représente, en quelque sorte, une verruga mulaire avortée.

sicule et la pustule appartiennent à la période initiale de l'éruption de verrugas, dans un certain nombre de cas.

La rareté relative de ces cas ne nous a pas permis d'en faire une étude plus détaillée et plus minutieuse. Mais nous avons l'espoir de combler ce vide.

Les verrugas miliaires disparaissent sans laisser des traces, de même que les nodules mulaires ; mais il n'en est pas ainsi des verrugas mulaires un peu développées. Celles-ci laissent généralement une cicatrice blanchâtre entourée d'une zone pigmentée et cette cicatrice est d'autant plus grande que le pédicule a été plus gros ; c'est ainsi que dans les verrugas mulaires sessiles qui s'ulcèrent, les cicatrices peuvent avoir des dimensions considérables.

Nous avons vu quelques cas où les deux formes miliaire et mulaire alternent chez le même individu. Ainsi, notre malade de la figure 11 eut d'abord une éruption mulaire, dont un bel échantillon est montré à la planche VI ; quarante ou cinquante jours après, survint une éruption miliaire, confluente à la figure, et que nous représentons planche VII.

L'altitude a une influence bien nette sur l'éruption de verrugas et c'est une question qui a toujours préoccupé les observateurs.

Dans les *quebradas* où la maladie prend naissance, l'éruption se fait facilement, surtout à l'époque des grandes chaleurs, mais les hémorragies y sont plus fréquentes et plus intenses en raison de la diminution de la pression barométrique. Dans ces endroits, l'éruption a lieu plus facilement peut-être qu'à la côte ; de là cette croyance vulgaire, très justifiée à notre avis, que quand la verruga tarde à apparaître à la côte, il faut retourner à l'endroit où on a contracté la maladie.

Dans les grandes altitudes, en raison du froid, l'éruption se présente difficilement, les cas mortels sont fréquents et les hémorragies prennent toujours des proportions formidables, à cause de la raréfaction de l'air.

La *durée* de la période d'éruption est très variable. Comme quelquefois elle se fait par poussées très espacées, il s'ensuit qu'elle peut se prolonger très longtemps. Nous avons vu des cas où cette éruption a duré plus de deux ans ; notre XIVe Observation se rapporte à un cas de ce genre.

En général, la durée moyenne est de quatre à six mois. L'éruption miliaire dure peut-être moins que l'éruption mulaire ; en effet, l'évolution des nodules et des tumeurs mulaires est habituellement très lente.

Quand l'éruption se généralise rapidement, la durée en est plus courte et nous savons déjà qu'il y a des cas où elle est tout à fait fugace.

Complications. — Les complications de l'éruption de verrugas sont nombreuses et un grand nombre peuvent dériver de l'exagération des divers symptômes ou de l'apparition des verrugas dans certains organes.

L'*impaludisme*, comme nous avons déjà vu, complique souvent l'éruption de verrugas et les moyens de reconnaître ces cas sont vraiment restreints. Seul l'examen microscopique pourra aider à le découvrir ainsi que l'usage de la quinine, car ni l'engorgement du foie et de la rate, ni la marche de la fièvre ne constituent la plupart du temps des éléments suffisants de diagnostic. Nous sommes d'avis cependant que l'impaludisme complique la verruga moins fréquemment qu'on ne le croit (1).

Quelques médecins en voyant se développer, au cours d'une éruption de verrugas, des taches de *purpura* ont considéré ce phénomène comme un symptôme propre de l'impaludisme. Mais nous tenons à dire que les pétéchies et le purpura

---

(1) Nous avons fait près de trente examens de sang de verruqueux à l'état fébrile et nous n'avons jamais trouvé les hématozoaires de Laveran. Cela prouve que les accès fébriles d'apparence paludéenne sont liés à l'évolution de la verruga, soit à l'extérieur, soit dans les parties profondes.

se présentent aussi dans la maladie de CARRION, sans que leur présence prouve le moins du monde leur nature paludéenne. Voici un exemple :

Observation XVII. — Dionisio Marquez, âgé de 24 ans, entra dans notre salle de San Roque, n° 31, hôpital « Dos de Mayo », le 25 avril 1896.

Il a toujours joui d'une bonne santé.

Ce malade, naturel du département de Junin, vint à Lima à la fin de janvier et parcourut à pied toute la quebrada de Huarochiri. Les premiers jours d'avril il commença à avoir la fièvre, avec grande courbature, et des douleurs dans les os.

Il était un peu anémique ; le foie et la râte légèrement engorgés. Pas d'engorgement ganglionnaire.

A la poitrine, il présentait de nombreuses taches de *purpura* dont quelques-unes étaient grosses comme une petite lentille. Ce malade avait une éruption de verrugas peu considérable aux genoux, aux coudes et aux avant-bras. Cette éruption était de la forme miliaire. Suivant l'opinion de quelques-uns on aurait eu lieu de croire que l'impaludisme y jouait un rôle principal. Cependant, ayant déjà vu des cas semblables dans la verruga, nous ne voulûmes pas lui donner la plus petite dose de quinine et nous le soumîmes à la décoction de maïs, au vin de quinquina et à l'arsenic. Le 26 du même mois, il fut atteint la nuit d'un accès de fièvre précédé d'un frisson et suivi d'une transpiration profuse. Cette circonstance semblait confirmer la nature paludéenne du purpura. Malgré tout, nous résistâmes à la tentation de lui donner la quinine et le lendemain de l'accès, nous pûmes constater qu'une abondante éruption de verrugas miliaires pointait aux jambes, aux genoux, aux coudes et aux avant-bras, en même temps que l'éruption purpurique pâlissait pour disparaître tout à fait peu de jours après l'accès.

Cette poussée éruptive de verrugas, presque immédiatement après l'accès, ressemble absolument à celle que nous avons signalée sur le malade de notre Xe Observation.

---

(1) *Crónica Medica*. Lima, 1890, n° 84.

Le malade, après cette abondante éruption, entra en convalescence et sortit de l'hôpital dans les meilleures conditions (1).

Ce fait prouve donc que le purpura accompagne aussi l'évolution de la verruga, et l'on ne doit pas, de prime abord,

------

(1) Ce malade rentra de nouveau dans notre service, le 9 juin, avec des accès de fièvre tierce d'apparence paludéenne ; l'éruption verruqueuse avait beaucoup augmenté et avait l'aspect corné, comme nous le représentons dans la figure 12.

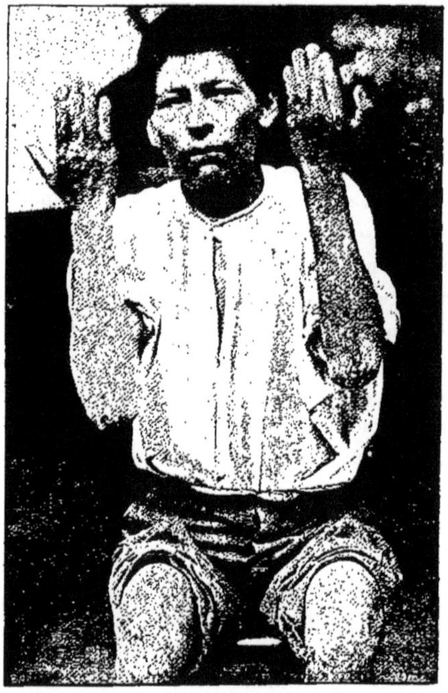

Fig. 12. — Verruga miliaire cornée.

L'examen du sang à l'état fébrile ne révéla pas la présence des hématozoaires de Laveran ; nous ne donnâmes pas de quinine et néanmoins les accès disparurent, ce qui prouve bien leur nature verruqueuse.

donner la quinine dans le but de dépister une fièvre d'origine paludéenne.

De sorte que le seul critérium capable de découvrir l'existence de l'impaludisme, c'est la constatation des corpuscules de Laveran dans le sang.

Toutes les fois que l'éruption se localise dans un viscère, elle peut provoquer des symptômes spéciaux et en rapport avec la nature de l'organe atteint.

Lorsque les verrugas abondent dans les bronches, il se développe une bronchite qui est toujours mortelle chez le nouveau-né. Aux poumons, elles produisent des congestions aiguës, avec des râles fins, du souffle avec bronchophonie, de la matité, et il peut, dans ces conditions, survenir une hémoptysie qui prend quelquefois des proportions alarmantes et peut faire penser à une tuberculose pulmonaire, d'autant plus que la fièvre, les sueurs, l'anémie, accompagnent cet état. Notre confrère le Dr Gonzalez Olaechea a publié un cas fort instructif à ce sujet.

Les verrugas, siégeant en grand nombre dans les plèvres, peuvent produire tous les signes d'une pleurésie. Nous nous souvenons avoir entendu dire à un confrère qu'il avait constaté l'existence d'une pleurésie avec épanchement chez un verruqueux ; mais jusqu'à présent nous n'avons pas observé un seul cas de ce genre. Il est possible que, dans les pleurésies qui compliquent l'éruption verruqueuse, il puisse s'agir d'un épanchement hémorragique.

L'éruption des intestins produit souvent la diarrhée — parfois sanguinolente — mais la plupart du temps cette diarrhée n'est pas en rapport avec l'existence de verrugas, mais simplement avec une riche injection vasculaire de la muqueuse tout autour des plaques de Peyer, qui deviennent le siège d'une prolifération abondante. Cette diarrhée se produit, dans ces cas, par un mécanisme analogue à celui de la diarrhée qui survient dans la fièvre typhoïde.

Le foie est quelquefois atteint par l'éruption et il présente

alors tous les caractères d'une congestion aiguë et même
d'une véritable hépatite qui nécessite la ponction, par crainte
d'un abcès. Notre ami le D' Juan C. Castillo nous a rapporté
l'exemple d'un malade qu'il vit en 1882. Ce malade avait une
fièvre quotidienne avec sueurs; le foie était très gros et douloureux, il y avait une douleur assez marquée à l'épaule droite
et des vomissements. On pensa à un abcès et on fit une
ponction qui resta négative. Les D'' Almenavas et Basadre, qui
virent aussi le malade, pensèrent à la possibilité d'une éruption
de verrugas et l'avenir vint justifier cette opinion, car, au bout
de peu de temps, l'éruption se déclara absolument démonstrative et dès lors tous les signes de l'hépatite se dissipèrent.

Il faut dire cependant que cette hépatite ne se termine
jamais par la suppuration; jusqu'à présent on n'en cite pas de
cas authentique.

Nous avons déjà étudié les cas de verruga cérébrale signalés
par le D' Quiroga y Mena et nous avons vu qu'elle provoque
une méningite mortelle. L'éruption pouvant aussi se faire au
centre de la masse encéphalique, on comprend bien la diver-
sité des symptômes graves qui peuvent éclater.

La verruga peut-elle engendrer des lésions du cœur? Nous
croyons que le fait est possible et même probable, après la
découverte de verrugas sur l'endocarde chez le malade de
notre XIe observation. Mais nous nous rappelons avoir
vu un malade qui nous fut adressé par notre excellent ami le
D' Julien Arce; il avait souffert d'une maladie de CARRION dont
l'éruption s'était faite en deux étapes si espacées, qu'il y avait
lieu de croire à une récidive. Ce malade n'avait jamais eu de
rhumatismes, ni de fièvre infectieuse autre que la maladie
indiquée. Du jour au lendemain, il devint cardiaque et, lorsque
nous le vîmes, nous trouvâmes une double lésion mitrale et
aortique (insuffisance) absolument nettes. Notre ami pensa à
une verruga cardiaque et nous partageâmes son avis.

La *syphilis* et la *tuberculose*, affections si communes, compliquent souvent la verruga.

La tuberculose, lorsqu'elle est en activité, nous a semblé exercer une action bien définie sur la verruga. En effet, quand un malade tuberculeux contracte la verruga, celle-ci se développe très mal, l'éruption se fait chétive ou s'arrête et la tuberculose marche très rapidement (1).

Il n'est pas très rare de voir des malades, en pleine éruption de verrugas, présenter d'autres éruptions, comme *eczémas, ecthymas, prurigo,* etc.

Suites. — L'éruption commune, celle qui se fait dans de bonnes conditions, est une affection bénigne, sans conséquences : la convalescence se fait rapidement. Il n'en est pas de même des cas qui ont été précédés par des phénomènes insolites, ni de ceux où l'éruption a été traînante. Il n'est pas rare alors de voir une convalescence très pénible, entrecoupée de fréquentes indispositions et de névralgies rebelles.

Le malade de notre Ve observation est un exemple de céphalalgie rebelle à tous les remèdes. D'autres cas présentent quelques accès de fièvre, d'apparence intermittente ; ces accès répondent peut-être à des poussées d'éruption interne.

Anatomie pathologique. — Bien peu de choses ont été publiées sur l'anatomie pathologique de cette maladie.

Notre cher maître Armando Velez a été le premier à entreprendre des travaux à ce sujet. Dans la Gaceta Médica de Lima, en 1861, n° 10, le Dr Velez publia la première étude connue, relative au siège d'implantation des verrugas ; la conclusion en est que les tumeurs verruqueuses prennent toujours naissance sur le corps papillaire, soit cutané, soit muqueux.

Plus tard, Cornil, Dounon et Renaut ont fait les premières recherches véritablement sérieuses sur cette question. Nous

---

(1) On a dit que parfois on trouve des néphrites aiguës au cours de la verruga. Nous n'en avons jamais vu, pour notre part. C'est un point à étudier.

empruntons à Dounon les résultats fort intéressants obtenus
par Renaut :

« Les tumeurs qui m'ont été remises par M. Dounon
« étaient conservées dans l'alcool absolu ; la plus grosse
« atteignait le volume d'une aveline. Toutes étaient pédi-
« culées, couvertes d'une croûte épidermique épaisse, surtout
« au centre de la tumeur, et devenant plus mince près de son
« point d'insertion au tégument. Cette croûte est constituée
« uniquement par des cellules cornées, stratifiées, et ne pré-
« sentant rien de remarquable ».

« Sur des coupes minces verticales, colorées pendant vingt-
« quatre heures, dans le picro-carminate d'ammoniaque neutre,
« et examinées ensuite, dans le même réactif affaibli, l'on peut
« voir au-dessous de cette première couche des rangées de
« papilles, revêtues d'une couche épaisse de cellules den-
« telées, cylindriques dans leur partie la plus profonde, et
« formant ainsi un revêtement continu sur chaque prolonge-
« ment papillaire du tissu propre de la tumeur. Cette couche
« est légèrement pigmentée et se colore mieux par le carmin
« que les couches superficielles, qui peu à peu s'aplatissent
« en se stratifiant. La stratification est surtout marquée dans
« les parties latérales de la coupe, aux points où la tumeur
« touche la peau voisine, par sa face inférieure. C'est surtout
« sur ces points qu'on observe nettement la dégénérescence
« vésiculeuse des noyaux des cellules dentelées. Cette dispo-
« sition anatomique, qui se retrouve dans tous les épidermes
« desquamants (Ranvier), rend très bien compte, dans le cas
« actuel, de l'accumulation considérable d'épithélium corné
« qui enveloppe la tumeur comme d'une carapace exté-
« rieure ».

« Au-dessous de la rangée papillaire dont nous venons de
« parler, le stroma propre de la tumeur apparaît sous la forme
« d'une masse considérable de tissu embryonnaire constitué
« par des cellules de formes diverses, consistant en une
« plaque de protoplasma, munie d'un noyau volumineux,

« vésiculeux et nucléolé ; entre les cellules, apparaissent de
« nombreuses fibrilles très ténues, se dirigeant du pédicule
« à la surface de la tumeur et pénétrant nettement dans la
« couche la plus profonde de l'épiderme, entre les cellules
« du corps muqueux qui revêtent immédiatement les pa-
« pilles ».

« Les vaisseaux sanguins sont nombreux et volumineux,
« béants sur les coupes ; ils sont comme creusés au milieu de
« la substance même de la tumeur, de sorte que leur paroi
« simplement constituée par le refoulement du tissu embryon-
« naire n'en est nullement séparable. Cette disposition est
« celle qu'on observe communément sur les sarcomes, dans
« lesquels le sang paraît circuler, pour ainsi dire, dans un
« système caverneux ».

« Les globules rouges sortent du reste fréquemment des
« vaisseaux, dans la verruga, pour former de petits points
« hémorragiques ; on les rencontre même çà et là par places,
« en petit nombre au milieu des cellules embryonnaires, dis-
« posées en série, tout comme dans les *molluscum* fibreux au
« début ».

« Les productions molluscoïdes de la verruga présentent
« du reste, avec le molluscum fibreux vrai commençant, une
« grande analogie ; comme aussi avec ces productions inflam-
« matoires de la peau qui succèdent à des irritations de longue
« durée et que l'on a réunies sous le nom collectif de *Lichen*
« hypertrophique. En résumé, ce sont de petits sarcomes
« fibreux, qui paraissent tendre activement à la reproduction
« du tissu fibreux vrai, mais qui, au moment où nous les
« avons examinés, étaient encore à la période embryon-
» naire ».

Cette description microscopique si bien conçue est restée
jusqu'à ce jour la seule que nous possédions, et tous les micro-
graphes qui sont venus plus tard n'ont fait que confirmer les
résultats obtenus par Renaut. Tel est le travail assez complet du Dr Izquierdo sur l'anatomie pathologique et la bacté-

riologie de la verruga, dont les résultats concordent exactement avec ceux de Renaut.

Un fait est aujourd'hui solidement acquis, c'est que la verruga prend naissance, d'une façon invariable, dans le *tissu
vasculo-conjonctif* libre ou interstitiel.

Lorsque l'on examine de près le mécanisme formatif des
tumeurs, examen facile à la peau et au tissu cellulaire sous-
cutané, on voit généralement apparaître sur la couche tout à
fait superficielle du derme une toute petite tache, comme une
pétéchie, au-dessous de la couche de Malpighi. Mais, si l'on
examine simplement à la loupe cette petite tache, on découvre
qu'il s'agit là d'une petite élévation gorgée de sang, qui
démontre la grande prépondérance des vaisseaux dans sa
trame histologique. Dans d'autres cas, les vaisseaux existent
en bien moindre proportion, et alors la petite élévation présente les caractères d'une élévation de sudamina ou d'une
verrue ordinaire (variétés sudamineuse et cornée). Peu à peu,
cette petite élévation superficielle du derme grossit, soulève
l'épiderme dont elle se recouvre, et la vraie verruga est constituée.

Dans le tissu cellulaire sous-cutané, on peut aussi surprendre la façon dont les verrugas mulaires se développent,
car nous avons trouvé dans plusieurs autopsies des ecchymoses plus ou moins étendues, mais qui, bien examinées, présentaient une certaine épaisseur, un certain volume. Elles sont
d'un rouge vif, rondes ou elliptiques, et on dirait qu'elles sont
presque exclusivement formées par des vaisseaux sanguins.
Peu à peu, ces taches augmentent de volume, le tissu conjonctif
prolifère activement et le nodule verruqueux se trouve formé,
pouvant, dans un certain nombre de cas, diminuer et disparaître, ou bien augmenter de plus en plus, compromettre la
peau dans un processus de prolifération vasculo-conjonctive
identique, et finir par constituer la verruga mulaire.

Lorsqu'on partage une tumeur verruqueuse en deux moitiés, on peut apercevoir, dans les tumeurs à l'état d'activité, et après lavage, une substance légèrement rosée, d'aspect gélatineux, que l'on peut détacher plus ou moins facilement, surtout au centre de la section. La peau apparaît très fine, confondue en grande partie avec la néoplasie. Dans les grosses verrugas mulaires, on peut trouver de véritables lacunes gorgées de sang ou contenant des caillots tout à fait noirs. Les vaisseaux sont très nombreux dans ces tumeurs et même, à travers la peau, on peut les voir d'une certaine épaisseur et tortueux : ce sont eux qui communiquent aux nodules mulaires leur teinte violacée.

L'aspect des tumeurs, à la coupe, varie suivant la vascularité plus ou moins grande des verrugas. Ainsi, dans celles possédant peu de vaisseaux et se rapprochant de la variété cornée, on peut voir la surface de section blanchâtre et absolument dépourvue de vaisseaux.

EXAMEN MICROSCOPIQUE

Notre cher maître M. Letulle, dont la compétence est universellement connue, a eu la bonté de faire l'examen microscopique de deux séries de verrugas que nous lui avons envoyées, les unes à la période de croissance, les autres à la période de régression. Voici les résultats qu'il a obtenus.

HISTOLOGIE PATHOLOGIQUE DES VERRUGAS CUTANÉES

Par le Dr Maurice Letulle

Les pièces qui nous sont parvenues avaient été recueillies sur le vivant et conservées les unes dans l'alcool, les autres dans le liquide de Müller. La plus volumineuse atteignait les dimensions d'un petit haricot, les plus petites avaient la forme et le volume d'un petit pois, d'un noyau de cerise.

Sur les coupes perpendiculaires à la surface du derme, et préparées soit au picro-carminate d'ammoniaque, soit à l'hématoxyline-éosine, soit à la thionine phéniquée, l'aspect des parties est des plus caractéristiques. On reconnaît qu'il s'agit d'une série assez complexe de lésions inflammatoires, aiguës et subaiguës, du derme et de l'hypoderme. En aucun point, on n'a affaire à des lésions chroniques pouvant faire songer à n'importe quelle variété de tumeur sarcomateuse ou lymphadénique, comme cela avait lieu, semble-t-il, dans les observations de Dounon (1).

L'impression première qui se dégage de l'examen des coupes, même à un faible grossissement, et aussi bien sur les

---

(1) Dounon, *loco citato*.

portions encore intactes (non ulcératives) que sur les fragments
envahis par des ulcérations, est la suivante : lésions infectieuses
diffuses de la peau et de l'hypoderme, avec hyperplasies cir-
conscrites du tissu conjonctivo-vasculaire sous-cutané.

I. — Sur les pièces ayant conservé leurs couches épidermiques, celles-ci semblent peu épaisses, réduites même, et les
papilles du derme sont, à ce niveau, effacées, atrophiées par suite
de la voussure de la masse conjonctivo-vasculaire sous-cutanée hyperplasiée qui soulève le revêtement épithélial et constitue, à proprement parler, la tumeur verruqueuse.

Pour mettre en ordre les multiples lésions réparties dans
ces tuméfactions spécifiques, désignées sous le nom de verrugas, il est bon de procéder par couches successives. L'*épiderme* n'est pas seulement distendu et refoulé par la masse
sous-cutanée, il est en outre gorgé de glycogène, comme le
montrent les coupes montées dans la gomme iodée. Les blocs
de matière glycogène s'accumulent, surtout dans les strates
épithéliales intermédiaires à la couche profonde du corps
muqueux de Malpighi et à la couche cornée. Sur un grand
nombre de points, les différents étages des couches de l'épiderme ont, en outre, perdu leurs caractères spéciaux: tassées
en lames denses, et durcies sans doute encore par le liquide
conservateur, ces strates sont infiltrées d'un nombre considérable de leucocytes, bien vivants, diapédésés.

Le *derme* et ses papilles sont méconnaissables. La gangue
conjonctive et ses vaisseaux sont de toutes parts désorientés,
dissociés par une infiltration énorme d'éléments inflammatoires. Tout irrégulière qu'elle soit, la répartition des cellules
migratrices affecte certaines dispositions, assez marquées sur
quelques points. C'est ainsi que, de place en place, le tissu
du derme et les couches les plus superficielles de l'hypoderme
apparaissent creusés de larges lacunes, irrégulières, remplies
non pas de leucocytes, mais de sérosité si pauvre en fibrilles
de fibrine, qu'elle en paraît même, sauf en quelques îlots, le

plus souvent exempte. La présence de tels épanchements interstitiels de sérosité albumineuse était constante dans tous nos cas. Cette lésion ne semble pas relever de l'opération pratiquée sur la peau vivante, lors de l'ablation des verrugas ; elle se rattache plus vraisemblablement à une sorte d'œdème aigu, en rapport avec les poussées très actives de l'infection microbienne causale.

Les éléments cellulaires logés dans les interstices du derme et de l'hypoderme sont de différents ordres. Tout d'abord, on y reconnaît les leucocytes ou cellules lymphatiques, dont les variétés mononucléaires et polynucléaires sont en proportions à peu près équivalentes. Quant aux cellules éosinophiles, elles font à peu près complètement défaut.

Tous ces éléments lymphatiques sont bien vivants ; leurs noyaux énergiquement dessinés sont, au moins pour un grand nombre, en voie de multiplication. Sur aucune des coupes nous n'avons rencontré de cellules géantes, donnée importante, si l'on considère que, parmi les microbes pathogènes parsemant les tissus, on compte une variété de bacilles longs et minces, qui résistent à la décoloration par les acides forts et rappellent, par plusieurs caractères, comme nous le verrons, les bacilles de la tuberculose humaine (Pl. VIII, fig. 2).

Les cellules fixes du tissu conjonctivo-vasculaire sont tuméfiées ; leurs noyaux affectent les formes les plus variables : tantôt volumineux, pâles, arrondis, ils semblent en voie de déchéance inflammatoire vacuolaire ; tantôt bien colorés, leur nucléine se prépare aux métamorphoses karyokinétiques, si même la division indirecte du noyau n'est pas déjà à peu près effectuée. Les prolongements protoplasmiques des cellules fixes s'anastomosent largement avec les éléments voisins. Bref, l'ensemble des cellules interstitielles ne montre pas trace des modifications que nous découvrirons plus loin, dans les verrugas ulcérées. Les cellules granuleuses d'Ehrlich sont peu nombreuses, avec un protoplasma large, peu épais.

La gangue interstitielle proprement dite, les fibres conjonctives, sont beaucoup plus rares, moins denses que normalement ; le chorion du derme, par exemple, est presque partout méconnaissable, distendu et infiltré, comme nous avons vu, par les éléments lymphatiques immigrés. Au pourtour des plus grosses artérioles et des veinules de l'hypoderme, on retrouve cependant encore quelques trousseaux fibro-conjonctifs, avec de rares fibres élastiques colorables par l'éosine-potasse (méthode de Balzer). Les vaisseaux sanguins et lymphatiques sont perméables, spécialement les artérioles et les veinules, qui apparaissent gorgées de sang. Leurs parois sont modérément infiltrées d'éléments lymphatiques. L'endothélium vasculaire n'est qu'un peu tuméfié.

Enfin, toutes les cellules adipeuses de l'hypoderme ont disparu, transformées qu'elles sont en cellules inflammatoires. De même pour l'ensemble des appareils pilo-sébacés et des glandes sudoripares, dont il est impossible de trouver le moindre indice, sur toutes les coupes (et elles sont des plus nombreuses) montées et colorées par nous.

II. — Les verrugas ulcérées affectent quelques caractères histo-pathologiques différents. Les processus inflammatoires secondaires qui les ont envahies, de la surface vers la profondeur, ont modifié d'une manière très remarquable l'aspect des altérations verruqueuses.

Rappelons, tout d'abord, que la tumeur ulcérée est plus volumineuse, plus ancienne peut-être aussi que les petites verrugas, qui, encore indemnes quant à leur surface, ont servi à notre précédente description.

L'*épiderme*, dans ses parties conservées, est abondant, hyperplasié d'une façon très appréciable ; les papilles qui le supportent sont de même allongées, plus saillantes qu'à l'état normal. A un fort grossissement (Pl. X, fig. 6), on reconnaît là les signes d'une irritation vive des couches épithéliales. Les cellules du corps muqueux de Malpighi paraissent plus nombreuses, leurs noyaux sont plus tassés, plus petits ; ils sont proliférés, ou en voie de karyokinèse. Dans les intervalles qui séparent les protoplasmas crénelés, un grand nombre d'éléments cellulaires polymorphes, cellules migratrices, se sont interposés.

De ces cellules immigrées dans le corps muqueux de Malpighi, les unes, pauvres en protoplasma, sont manifestement des leucocytes ordinaires, plus ou moins amincis, et déformés ; leur noyau unique, ou polynucléaire, étiré, s'intercale dans les crénelures protoplasmiques inter-épithéliales. Les autres cellules, également interstitielles, sont fort différentes des précédentes. Plus grosses, d'une manière générale, et beaucoup plus longues, elles se reconnaissent à leur noyau, toujours unique, fusiforme, de la partie superficielle duquel se détachent un ou plusieurs filaments effilés. Ces prolongements rectilignes, très minces, sont d'une longueur quelquefois extraordinaire. Protoplasmiques ou nucléaires (car la thionine les imprègne vivement à la façon de la nucléine), ces filaments filiformes peuvent atteindre, sinon même dépasser, la hauteur de trois cellules épithéliales mises bout à bout. Ils s'enfoncent, d'habitude, perpendiculairement à la surface du derme, à travers les couches du corps muqueux de Malpighi ; en tout cas, si quelques-uns d'entre eux demeurent à peu près parallèles à la couche superficielle de la papille du derme, aucun n'affecte une disposition rétrograde et ne se retourne vers la profondeur, dans la direction du tissu de soutènement de l'épiderme.

Tous les filaments chromophiles en question s'insinuent dans les interstices crénelés qui séparent et réunissent les facettes épithéliales. Leur passage, rectiligne ou à peine coudé, ne s'accompagne d'aucune modification appréciable dans les protoplasmas épithéliaux ; jamais nous n'avons pu constater l'effraction soit d'un protoplasma, soit d'un noyau d'épithélium par ces filaments rigides.

A un fort grossissement (objectif à immersion Stiassnie-Verick 1/16⁰, ocul. 6), il est loisible de constater que chaque filament est granuleux, souvent fragmenté, et que les grains constitutifs n'ont pas avec leurs voisins une intime cohésion. Le filament se termine, d'ordinaire, par une extrémité libre arrondie, renflée, en forme de bouton, qui n'est que le dernier grain, un peu plus volumineux que les autres.

Tous les caractères qui précèdent m'ont permis de considérer ces nombreux corps élémentaires comme une variété des clasmatocytes décrits par le Prof. Ranvier. Saisis sur le vivant, au moment de l'ablation des pièces, ces leucocytes spécialisés ont conservé leur forme et leurs rapports. On ne saurait les confondre avec des leucocytes munis de leurs expansions sarcodiques. Il est toutefois vraisemblable qu'il s'agit d'une métamorphose temporaire, imposée à certains des leucocytes immigrés hors du derme, dans l'intimité des couches épithéliales irritées, sus-jacentes au foyer de dermatite verrugueuse.

Le *derme* présente plusieurs sortes de lésions fort intéressantes. Les papilles, dans les points non ulcératifs, sont hypertrophiées, plus longues et plus vasculaires que normalement, moins infiltrées aussi de leucocytes que les couches hypodermiques. Au niveau des ulcérations, les papilles ont disparu ; le derme est détruit, effondré, gorgé d'éléments inflammatoires et maintes fois disloqué par des collections purulentes ou puriformes, facilement reconnaissables (sur les coupes à la thionine) à leur décoloration insulaire (Pl. VIII, fig. 1, partie moyenne).

A un plus fort grossissement, on constate (Pl. IX, fig. 3, 4 et 5) que la lésion caractéristique est constituée par la réplétion, avec tuméfaction des mailles du derme et du tissu sous-cutané, par de nombreuses colonies d'éléments lymphatiques, associés à au moins deux sortes de microbes, fort différentes l'une de l'autre.

Les espaces interstitiels, les plus ténus, comme les grandes fentes péri-vasculaires, sont élargis et bourrés de leucocytes mono et polynucléaires, de cellules fixes enflammées, proliférées et d'endothéliums déformés. Hors des foyers purulents, tous ces éléments sont vivants et leurs noyaux, avides de matières colorantes, se dessinent énergiquement sur les coupes. On ne trouve, en nul endroit, de foyers caséeux ou nécrobiotiques, non plus que de cellules géantes. Tout au plus observe-t-on, çà et là (Pl. IX, fig. 5), quelques îlots vivement colorés en rouge sombre par le picro carmin, en rose jaunâtre ocre par l'éosine-hématoxyline, et en verdâtre par la thionine phéniquée. Ces amas de fibrine, ou de matière fibrinoïde, sont exceptionnels ; discrètement semés au voisinage de petits foyers hémorragiques, dans lesquels ils ne s'enfoncent cependant jamais, ils ne jouent certes pas un rôle appréciable dans les processus inflammatoires de la verruga ulcérée.

Les *abcès* sont d'un diagnostic aisé : leurs foyers sont irrégulièrement sertis au milieu d'amas cellulaires inflammatoires, leur contenu est caractéristique et se résume en une sérosité infiltrée d'innombrables cellules blanches mortifiées, ou granulo-graisseuses, unies à des globules blancs encore bien vivants et à des microbes, cocci et surtout streptocoques, d'une coloration facile et d'une abondance extrême, au moins sur certains points. Ces petits abcès avoisent d'ordinaire la perte de substance ulcérative de la peau.

Une conséquence directe du procédé pyogénique qui précède est l'existence, dans toute l'étendue des coupes, de foyers de lymphangite aiguë suppurative nettement isolables (Pl. VIII, fig. 1 ; Pl. IX, fig. 3 et 4).

On voit, de la sorte, passer dans le tissu conjonctivo-vasculaire enflammé des figures dues aux amas de leucocytes, et ayant des dimensions et une forme des plus variées. Un examen quelque peu attentif permet de reconnaître à ces gros amas de cellules lymphatiques une enveloppe, qui est bien une paroi vasculaire.

La minceur extrême de cette paroi, comparativement aux proportions considérables de la cavité qu'elle engaine, la présence à peu près constante d'une couche endothéliale unique à la face interne de cette fine membrane enveloppante, justifient le diagnostic: il s'agit d'un tronçon lymphatique, dilaté au maximum, avec réplétion de la cavité vasculaire par une lymphe enflammée, contaminée par des germes pathogènes.

Contraste intéressant, les vaisseaux sanguins, artériels et veineux, sont à peu près absolument indemnes (Pl. VIII, fig. 2; Pl. IX, fig. 3, 4 et 5). Quant aux capillaires, leurs endothéliums, très tuméfiés, voire même proliférés, se perdent au milieu de la masse interstitielle enflammée; enfin, leur destruction est définitive au sein des collections puriformes.

Aucune trace de cellules adipeuses n'a pu être relevée dans les verrugas suppurées, non plus du reste que dans les autres exemplaires non ulcératifs.

Quant aux filets nerveux et aux corpuscules tactiles, leur recherche nous a paru impraticable sur ces pièces; aucun tube nerveux à myéline n'a pu être reconnu, même dans les régions profondes des plus grosses verrugas.

III. — Les *microbes* isolés dans les pièces qui ont servi de base à la description présente sont de deux ordres bien différents.

Les uns (Pl. X, fig. 7) consistent en microcoques, streptocoques, quelquefois en diplocoques, parfois aussi réunis par quatre, tous accessibles à la méthode de Gram. Nul doute qu'il ne s'agisse de germes pyogènes banaux, accidentels, apportés par hasard dans la verruga et pénétrant par les fissures ou érosions de l'épiderme.

Les signes de la suppuration accompagnaient nécessairement la présence de ces microbes pathogènes. Un certain nombre d'entre eux étaient inclus dans les protoplasmas cellulaires des globules inflammatoires. Aucun de ces cocci ne peut être considéré comme l'élément spécifique de la verruga.

Mais, sur les coupes de verrugas non suppurées, on découvre d'autres microbes, accessibles à la thionine phéniquée, à la méthode de Maurice Nicolle (Loëffler, tannin), et même à la méthode de Ziehl (rubine phéniquée, acide chlorhydrique ou chlorhydrate d'aniline, ou acide sulfureux...). Ces microbes sont des bacilles qui ne tiennent pas le Gram, autant qu'il m'a semblé. Leurs dimensions sont assez variables, sur la même coupe : à côté de bacilles minces et longs, ressemblant tout à fait aux bacilles tuberculeux de Koch (Pl. VIII, fig. 2), on en observe de plus volumineux et de plus courts, ayant au moins le double de l'épaisseur du bacille de Koch. Parfois, on les rencontre deux par deux, soit parallèles, côte à côte, à la façon du bacille tuberculeux, soit à la file, nettement dans le prolongement l'un de l'autre, ou formant un angle obtus, mais séparés l'un de l'autre par une surface égale à environ la moitié de leur longueur (Pl. VIII, fig. 2).

Ces bacilles sont libres, autant que j'en ai pu juger sur mes coupes ; il m'a été impossible d'en trouver un seul logé à l'intérieur d'un protoplasma cellulaire. Rarement réunis en amas supérieurs à 3 ou 4, ces bacilles se trouvent surtout dans les espaces interstitiels de la couche hypodermique. Il m'a été impossible d'en colorer un seul à l'intérieur des vaisseaux lymphatiques injectés de leucocytes. Par contre, j'ai pu en découvrir quelques-uns au milieu des vaisseaux capillaires sanguins ; là encore, il m'a semblé que ces bacilles de la verruga n'étaient pas englobés dans les cellules lymphatiques.

Je n'en ai jamais rencontré dans l'épaisseur de l'épiderme ; et ils m'ont paru aussi nombreux dans les verrugas ulcérées que dans les exemplaires encore recouverts de leurs couches épithéliales.

La présence de ces bacilles à l'intérieur des verrugas non suppurées, leur constance, leur état libre, l'absence de cellules géantes et de foyers caséeux dans les masses inflammatoires en question, permettent d'affirmer que ces germes ont une valeur et ne sont pas accidentels, les pièces anatomiques provenant de plusieurs sujets différents, et ayant été recueillies, sur le vivant, dans des conditions expérimentales parfaites.

Le fait, qu'après un séjour prolongé dans le Ziehl, ces

bacilles peuvent résister à la décoloration énergique par les acides, a une réelle importance : il les différencie pleinement du bacille de la lèpre, dont la verruga diffère d'ailleurs totalement au point de vue clinique. La possibilité de colorer ces mêmes bacilles par la thionine phéniquée et par le bleu tannique les éloigne, d'autre part, du bacille tuberculeux.

Reste encore le bacille de Lustgarten, considéré par cet auteur comme spécifique de la syphilis ; mais aucune de nos lésions ne rappelle, en quoi que ce soit, la vérole, et le microbe de Lustgarten semble bien n'être autre que le bacille de la tuberculose de Koch.

Quant au bacille du smegma préputial, décrit par Tavel et Alvarez, je ne sache pas qu'il s'enfonce ainsi dans la profondeur des tuméfactions du derme, en un point quelconque de la peau, et sans ulcérations préalables du revêtement cutané.

En attendant donc le résultat des expérimentations et des cultures entreprises par le Prof. Odriozola, il est permis de se demander avec Izquierdo, si le bacille représenté (Pl. VIII, fig. 2) n'est pas l'élément pathogène de la verruga.

L'avenir le considérera soit comme un bacille saprophyte, à rapprocher des nombreux parasites de la peau humaine, soit comme l'élément primordial de la maladie verruqueuse endémique, si remarquablement décrite dans le livre qu'on vient de lire.

Maurice Letulle.

DIAGNOSTIC

Le diagnostic de l'éruption de verrugas est une question d'une importance capitale.

Au chapitre précédent, nous nous sommes occupé du diagnostic différentiel de la fièvre grave de Carrion avec d'autres maladies ; nous n'y insisterons pas.

Lorsque l'éruption n'a pas lieu tout d'abord par la peau,

mais qu'elle choisit un organe interne, le diagnostic présente les plus grandes difficultés ; aussi, bien des fois, on passe du doute aux hypothèses, jusqu'à ce que l'apparition de l'éruption cutanée mette le médecin sur la voie du diagnostic. C'est ainsi qu'une épistaxis, une entérorragie, une hémoptisie tenant à la présence des tumeurs verruqueuses, sont méconnues, au début, quant à leur véritable nature. C'est pourquoi, au Pérou, on doit établir un précepte clinique invariable, qui est le suivant : *quand on se trouve en présence d'un cas présentant des symptômes vagues, quelques douleurs disséminées, et une fièvre forte ou légère, accompagnée de faiblesse et d'une anémie relativement rapide, on doit toujours rechercher quelle est la provenance du malade, et si, de cette enquête il résulte que ce malade a été peu de temps auparavant dans un endroit où règne la maladie de* Carrion, *il faut penser, avant tout, à l'éruption de verrugas.* Nous sommes certains que si, dans tous ces cas douteux, on prend ces précautions, on peut la plupart du temps, avec chances de certitude, faire le diagnostic de la maladie qui nous occupe.

L'éruption de verrugas peut être confondue, à sa période d'invasion, avec les fièvres paludéennes continues ou intermittentes, et il est incontestable que le diagnostic est souvent à peu près impossible, parce que la provenance du malade perd, dans l'espèce, toute sa valeur dès que l'impaludisme existe aussi dans les endroits verruqueux. Néanmoins, les douleurs localisées aux membres inférieurs et aux petites articulations des mains et des pieds, l'anémie beaucoup plus rapide, l'action nulle de la quinine, constituent des phénomènes qui doivent faire pencher le diagnostic vers une maladie de Carrion. L'examen microscopique peut être d'un grand secours, car dans cette dernière maladie on ne rencontre pas les hématozoaires de Laveran, qui caractérisent l'impaludisme. Cependant, la présence de ces parasites ne prouve pas d'une façon exclusive qu'il s'agisse d'un impaludisme isolé, car les deux maladies peuvent évoluer ensemble, chez le même sujet, de sorte que, seule, la disparition des hématozoaires,

sous l'influence de la quinine, avec persistance des symptômes, est un indice en faveur de la verruga.

Avec le *rhumatisme articulaire aigu*, la confusion est presque
impossible, parce que dans cette maladie il y a une tuméfaction et une rougeur plus ou moins considérables des jointures,
symptômes qui font défaut dans la verruga.

Il n'en est pas de même du *rhumatisme articulaire subaigu*
et du *rhumatisme musculaire*, car bien souvent ils se confondent avec la verruga. Mais la provenance du malade, l'engorgement du foie et de la rate aideront à faire le diagnostic. En
outre, tuméfaction et rougeur des jointures sont tout à fait
insolites dans la verruga.

Quelques auteurs, Bordier entre autres, ont prétendu que
la verruga a une grande ressemblance avec le *bouton de Biskra*,
ou d'*Alep* ; mais il y a entre ces deux maladies une différence
radicale, parce que dans le bouton de Biskra il n'y a ni pro-
dromes, ni fièvre, ni l'anémie si prononcée de la verruga, ni
engorgement de la rate et du foie.

D'autres, Cowe (1) particulièrement, prétendent trouver
une analogie marquée entre la verruga et la *lymphadénie cutanée* ou *mycosis fongoïde*, mais une semblable analogie est
absolument illusoire. En effet, dans le mycosis fongoïde il n'y
a pas de douleurs articulaires au début, pas de fièvre avant
l'éruption, pas d'anémie rapide précédant l'éruption et s'amé-
liorant rapidement une fois l'éruption déclarée. Les tumeurs
du mycosis fongoïde n'évoluent jamais comme celles de la
verruga, mais elles commencent par des taches à la peau et se
terminent par un épaississement hypertrophique du derme
qui est, en dernier lieu, le point de départ de tumeurs. Les
ganglions lymphatiques commencent à s'engorger lorsque la
maladie débute et ils continuent à grossir jusqu'à atteindre
leur maximum d'intensité quand les tumeurs apparaissent.
Dans l'éruption courante de verrugas, l'engorgement ganglionnaire est insignifiant ou manque absolument; il disparaît tout
à fait, une fois l'éruption déclarée. L'engorgement ganglion-

naire est, seul, très fréquent dans la forme aiguë de la maladie
de CARRION, mais, dans ces cas, il disparaît aussi lorsque l'éruption s'est faite. C'est dire que, dans l'éruption de verrugas, il
arrive absolument l'opposé de ce que nous constatons dans
la lymphadénie cutanée. Les tumeurs du mycosis s'ulcèrent
souvent; ces ulcérations sont fongueuses et laissent échapper
un pus sanieux et fétide; elles durent très longtemps. Enfin,
la lymphadénie cutanée tue la plupart du temps, tandis que la
mort dans l'éruption de verrugas est relativement peu fréquente.

La verruga a été aussi confondue avec le *pian* ou *yans*.
Mais les différences sont également fondamentales. Dans le
pian, il n'y a pas de douleurs articulaires et musculaires; la
maladie attaque, d'une façon presque exclusive, la race noire.
Il n'y a pas d'engorgement du foie et de la rate, ni d'anémie
rapide. Les tumeurs sont mamelonnées, comme des framboises;
elles attaquent très souvent la paume des mains et la plante
des pieds. Jamais on n'a vu, dans le pian, la fièvre grave de
CARRION. Les tumeurs ne siègent jamais dans les profondeurs
de l'organisme. Le pian a un pronostic bénin, la maladie de
CARRION présente de nombreux cas graves.

Toutes ces considérations prouvent incontestablement
l'autonomie réelle de la maladie de CARRION; elle a sa physionomie spéciale, et, malgré sa distribution très restreinte,
elle est fort bizarre, causant encore de nombreuses victimes.
Elle mérite une place dans la nosographie contemporaine, à
côté des maladies telluriques, du choléra, de la fièvre jaune, etc.

PRONOSTIC

Le pronostic de l'éruption de verrugas est, en tout cas,
réservé. On ne peut pas dire, de par les symptômes généraux
et de par l'éruption elle-même, quel sera le sort du malade.

Néanmoins, nous pouvons établir quelques préceptes qu'il est bon de connaître. Lorsque, chez un malade qui a présenté les symptômes généraux de la période d'invasion plus ou moins intenses, on voit l'éruption se faire rapidement à la peau et se généraliser, et les verrugas se développer jusqu'à une certaine limite, pour rétrograder ensuite lentement, qu'en même temps on constate une amélioration rapide de l'état général, on peut presque sûrement porter un pronostic bénin. Au contraire, lorsque l'éruption est partielle, ou que, tout en étant généralisée, elle pâlit vite et s'atrophie rapidement, sans que l'état général du malade gagne sensiblement, il faut être très réservé quant au pronostic, parce que, de deux choses l'une, ou l'éruption va se faire par étapes plus ou moins espacées et la maladie va se prolonger très longtemps, ou bien d'un moment à l'autre la fièvre grave de CARRION peut s'allumer, avec éruption interne ou non, et dans ces deux cas le dénouement sera souvent funeste.

TRAITEMENT

Le traitement de l'éruption de verrugas laisse beaucoup à désirer ; il en est ainsi d'ailleurs de toutes les maladies éruptives.

Il n'existe pas encore de traitement étiologique, dans l'ignorance où nous nous trouvons au sujet du germe générateur de la maladie.

Nous ne connaissons non plus aucun traitement prophylactique, et les seules mesures à recommander seraient, d'un côté d'avertir les étrangers du danger de séjourner longtemps dans les endroits verruqueux et, d'un autre côté, de défendre les bouleversements de terrains. En outre, il y aurait lieu de prendre plusieurs mesures qui nécessiteraient de grands travaux. Un des principaux serait de canaliser les rivières tout le long des quebradas, aux points surtout où la maladie sévit le plus fortement, dans le but d'empêcher les débordements qui bouleversent les terrains et contribuent à propager la maladie. Il faudrait aussi préparer des voies ou canaux artificiels débouchant dans les rivières, pour recueillir toutes les eaux résultant des grandes pluies (*huaicos*, ou *lloquias*). Ces précautions diminueraient énormément, à notre sens, la fréquence de la maladie, et surtout de la forme aiguë ou fièvre grave de CARRION.

Quant au traitement prophylactique pharmacologique, nous n'en connaissons aucun.

Les naturels du pays emploient plusieurs végétaux auxquels quelques personnes attribuent des propriétés en quelque sorte spécifiques ; mais il faut dire que, jusqu'à présent, on n'en peut citer aucun qui produise des effets positifs.

La décoction de *maïs* a été et reste toujours un des moyens de premier ordre qui a passé aux mains des médecins. L'action de cette tisane est néanmoins plus que douteuse, mais nous lui accordons des propriétés diaphorétiques et peut-être légèrement digestives, qui en font une boisson agréable et utile ; aussi nous la donnons volontiers. On l'emploie seule ou avec du vin.

Un végétal qui jouit d'une grande réputation parmi les gens du peuple, c'est la *buttneria cordata* (*uña* de *gato*, ongle de chat ; famille des buttnériacées), que l'on prétend avoir des propriétés spécifiques ; mais il n'en est rien. Cette plante a des propriétés stimulantes et diaphorétiques qui produisent un effet tonique général, mais son action spécifique sur la verruga elle-même est fort discutable. Nous en dirons autant de cet arbrisseau recommandé par le D\u1d63 Antunez, qui pousse dans nos *sierras*, et appelé *quisuar* (budleja incana ; famille des scrofulariacées), et du *molle* (schinus molle ; famille des térébenthinacées), très en vogue aussi pour le traitement de cette maladie.

Il serait trop long de passer en revue tous les médicaments

employés. La quinine, l'antipyrine, l'acide salicylique, le salicylate de soude, l'iode, l'iodure de potassium, l'iodoforme, le salol, l'acide phénique, l'ergotine, l'ammoniaque, etc., etc., tous ont été employés, tour à tour, avec des résultats bien médiocres et en tout cas discutables.

Nous croyons que le criterium clinique qui doit dominer, dans l'état actuel de nos connaissances, sur cette maladie, c'est de mettre l'organisme en état de résister aux atteintes de la maladie. Guidés par cette notion pratique, lorsque nous nous trouvons en face d'un cas bénin, nous nous bornons tout simplement à donner les toniques, vin de quinquina, arsenic, fer. Si le cas est plus intense, l'anémie considérable, la fièvre plus ou moins élevée, nous avons recours au traitement déjà recommandé dans la fièvre grave de CARRION, c'est-à-dire aux injections de sérum de Hayem, et au fer, à l'arsenic par la voie hypodermique, et nous mettons de côté tous les médicaments par la voie gastrique — sauf le cas de complications — dans le but de laisser cette voie prête pour l'alimentation ; tout au plus, accordons-nous la décoction de maïs, seule ou associée à du vin.

Il nous a semblé que cette médication a un effet favorable sur l'éruption, qui se fait plus tôt et dans des conditions satisfaisantes. L'anémie surtout paraît se modifier d'une façon très sensible ; mais les injections de sérum doivent être faites à fortes doses, un litre dans les 24 heures.

Lorsque l'éruption a commencé à apparaître, il faut recommander aux malades d'éviter toute cause de refroidissement brusque, et surtout les bains froids. Bien des malades qui, au début de leur éruption, se sont baignés, ont vu cette éruption s'arrêter, pâlir, s'atrophier, la fièvre et les douleurs revenir quelquefois avec une intensité mortelle.

S'il s'agit de l'éruption miliaire généralisée, il n'y a pas de précaution à prendre, car elle est la plus heureuse éventualité qui puisse survenir. Mais, lorsque l'éruption est très localisée, ou que, tout en étant généralisée, elle a une durée éphémère, il faut s'en méfier et mettre en œuvre le même traitement que si l'on avait affaire à un cas où l'éruption ne s'est pas encore montrée.

Comme les hémorragies, dans cette forme éruptive, sont la plupart du temps insignifiantes, nous n'avons aucun conseil à donner. Il n'en est pas de même de la forme miliaire. Dans ces cas, les tumeurs s'ulcèrent souvent, en produisant des hémorragies quelquefois très abondantes ; elles se gangrènent, suppurent et deviennent, de ce fait, des foyers d'infection pour le malade ; aussi, les gens du peuple ont-ils l'habitude de mettre une ligature sur les tumeurs pédiculées, pour les faire tomber. Avec les tumeurs à large base, cette pratique devient impossible, aussi nous recommandons d'une façon générale d'extirper toutes les verrugas miliaires ulcérées ; on évite très aisément, de la sorte, tous les accidents qui peuvent survenir.

Les symptômes incommodes de la période d'invasion, ainsi que les complications, seront combattus par les moyens ordinaires que nous connaissons.

PLANCHE VIII

Fig. 1. — *Coupe d'une verruga de la peau* (fragment).

Grossissement $\frac{15}{1}$, coloration par la thionine phéniquée ; montage dans le baume au xylol

Aux deux extrêmes limites du bord supérieur de la préparation, on reconnaît le revêtement épidermique et quelques papilles du derme (irrégulièrement sectionnées à gauche).

Au milieu, la peau, ulcérée, est en partie abcédée ; les éléments purulents, pour la plupart mortifiés, tracent, au centre, un large placard presque incolore ; les éléments inflammatoires sont, au contraire, accumulés en grand nombre à droite du gros abcès ramolli.

Toute la portion inférieure et droite de la figure est remarquable par le grand nombre de taches bleu foncé qui parsèment le tissu de l'hypoderme considérablement tuméfié et farci d'éléments inflammatoires. Ces macules, examinées à un plus fort grossissement, sont reconnues pour autant de vaisseaux lymphatiques farcis de globules blancs tassés les uns contre les autres.

Tous les vaisseaux sanguins paraissent sains.

Fig. 2. — *La Verruga ; son bacille spécifique.*

Grossissement $\frac{600}{1}$, coloration au ziehl, à froid, prolongée ; décoloration par le chlorhydrate d'aniline.

Au voisinage de la coupe d'une veinule, à une assez grande distance de la surface du derme ulcéré, quelques bacilles, à peu près identiques au bacille de Koch, sont colorés en rouge. Ils en ont la forme grêle et la réaction colorante. La plupart semblent libres, ou du moins les éléments qu'ils habitent sont mal colorables, morts selon toute apparence.

Aucun de ces bacilles n'a été trouvé logé dans une cellule à noyaux multiples. L'absence de cellules géantes était, d'ailleurs, la règle dans tous les cas soumis à notre examen.

PLANCHE IX

Fɪɢ. 3. — *Verruga. Lymphangites profondes* (coupe de l'hypoderme).

Grossissement $\frac{80}{1}$, coloration à l'hématéine-éosine, montage dans le baume au xylol.

Au centre de la préparation, une grosse veine se montre, obliquement couchée ; plusieurs veinules convergent vers elle, accompagnées ou non de vaisseaux lymphatiques bourrés de cellules blanches (colorées en violet foncé).

La forme et les dimensions de ces nombreux lymphatiques enflammés n'ont rien de régulier. Même à ce faible grossissement, ils sont reconnaissables pour la plupart, à leur paroi mince mais nette et à leurs endothéliums dont les noyaux aplatis bordent la lumière vasculaire.

Le reste du tissu conjonctif interstitiel est remarquable par la dissociation inflammatoire des travées conjonctivo-vasculaires formant le squelette de la région, et par l'absence de cellules adipeuses. Les leucocytes, diapédésés en excès, ne forment pas d'abcès en cette région.

Fɪɢ. 4. — *Verruga cutanée. Lymphangites aiguës hypodermiques.*

Grossissement $\frac{100}{1}$, coloration à l'hématéine-éosine, montage dans le baume au xylol.

Même préparation que pour la figure précédente, mais portant sur un point plus rapproché du derme.

Les vaisseaux sanguins sont des capillaires et des veinules dont les parois, épaissies, montrent leur endothélium en place, sans thrombose inflammatoire.

Les amas lymphangitiques qui, au nombre d'une dizaine, parsèment la coupe, sont disposés sans ordre et affectent les formes les plus diverses.

Leur paroi est, pour quelques-uns, nette et vivement isolable, grâce à l'éosine.

Les globules blancs qui les distendent sont vivants, bien colorés.

Aucune cellule géante n'apparaissait sur aucune des coupes.

Fɪɢ. 5. — *Verruga. Coupe d'une partie profonde de la peau, dans un cas de tumeur volumineuse.*

Grossissement $\frac{300}{1}$, coloration à l'hématoxyline-éosine, montage dans le baume au xylol.

Cette région des couches profondes de la peau est moins vivement enflammée que celles des coupes précédentes. Les mailles interstitielles sont seulement élargies ; elles contiennent entre leurs fibres connectives un plus grand nombre d'éléments qu'à l'état normal.

De ces éléments, les uns sont les endothéliums des vaisseaux capillaires, reconnaissables à leur groupement, à la lumière qu'ils circonscrivent et à la mince bordure rose connective qui les engaine ; les autres sont les noyaux des cellules fixes interstitielles, irrités, tuméfiés ; les derniers enfin sont des globules blancs en diapédèse inflammatoire, on reconnaît ceux-ci à la coloration vive des noyaux, à leurs formes multiples, à leurs dimensions moindres et à leur ubiquité.

En haut à gauche, une veinule pleine de sang : au milieu et à droite, se montre un placard dont la nature et l'origine sont difficiles à spécifier. Au milieu d'une forte proportion de leucocytes en amas, se montrent quelques masses fibrinoïdes d'un brun-roux, irrégulières de forme et dont les limites respectives sont vagues. Sur les bords de ces amas, qui ressemblent assez à de la fibrine non fibrillaire, on voit de place en place des noyaux allongés, pâles, comparables, sinon identiques, aux noyaux des cellules endothéliales vasculaires.

Évidemment on n'est pas en présence de vraies cellules géantes ; il paraît plus vraisemblable qu'on a affaire à des thrombus infectieux fibrinoïdes, sinon fibrineux, développés aux dépens de capillaires ou de petites veinules enflammés.

Sous l'action du picrocarmin, les mêmes blocs prennent l'aspect de caillots fibrineux, mais la thionine ne les colore pas en vert. C'est au niveau de points analogues que nous avons le mieux coloré les bacilles spécifiques de la verruga.

PLANCHE X

Fɪɢ. 6. — *Verruga. Coupe d'une portion d'une papille du derme et du corps muqueux de Malpighi, au voisinage d'une verruga de la peau.*

Grossissement $\frac{400}{1}$, coloration par la thionine phéniquée, montage dans le baume au xylol.

A droite et à gauche, portion du corps papillaire montrant les travées conjonctives irritées; les cellules fixes sont tuméfiées et de nombreux leucocytes ont immigré dans les interstices connectifs.

Le reste de la figure est occupé par les cellules épithéliales du revêtement cutané. Entre un grand nombre de cellules profondes du corps muqueux de Malpighi, dont les noyaux ont proliféré, les éléments cellulaires migrateurs se sont interposés. De ces cellules, quelques-unes ressemblent tout à fait aux leucocytes, leur protoplasma est si mince, qu'on ne l'aperçoit pas à ce grossissement et avec cette méthode de coloration. D'autres cellules intercalaires sont plus volumineuses ; de leur noyau, toujours unique, se détachent plusieurs prolongements rectilignes, très minces, très effilés et d'une longueur parfois invraisemblable. Ces filaments protoplasmiques ou nucléaires (point difficile à fixer, la masse colorée centrale étant sans doute le protoplasma homogène de l'élement) sont le plus souvent terminés par un petit renflement arrondi, les filaments s'insinuent entre les cellules épithéliales, dans les espaces accusés par les striations inter-protoplasmiques des épithéliums malpighiens.

La couleur bleu foncé, le nombre, la longueur et la direction de ces prolongements filiformes inter épithéliaux donnent lieu aux figures les plus variées, il suffit de remarquer qu'aucun d'eux ne revient vers le derme, tout au plus demeurent-ils parallèles à la surface de la papille. Ils manquent toujours dans le derme lui-même. Ces caractères rapprochent singulièrement des clasmatocytes ces éléments, immigrés dans les couches épithéliales. Les filaments innombrables envoyés par eux sont granuleux, souvent segmentés, sans cohésion immédiate avec les grains voisins. Si quelques-uns pénètrent dans le protoplasma des épithéliums, il n'en atteignent jamais la substance nucléaire. La terminaison du filament se fait, d'ordinaire, sous forme d'un bouton un peu renflé et libre.

Fɪɢ. 7. — *Verruga. Infection secondaire streptococcique des foyers suppuratifs logés dans la tumeur ulcérée.*

Grossissement $\frac{600}{1}$, coloration à la thionine phéniquée.

Au milieu des éléments cellulaires désagrégés, et parmi lesquels on reconnaît surtout des leucocytes polynucléaires, sont répandus de nombreux microbes, cocci pour la plupart en chainettes. Quelques-uns d'entre eux habitent le protoplasma cellulaire ; le plus grand nombre sont libres et flottent au milieu du pus.

TABLE DES MATIÈRES

CHARTRES. — IMPRIMERIE DURAND, RUE FULBERT.

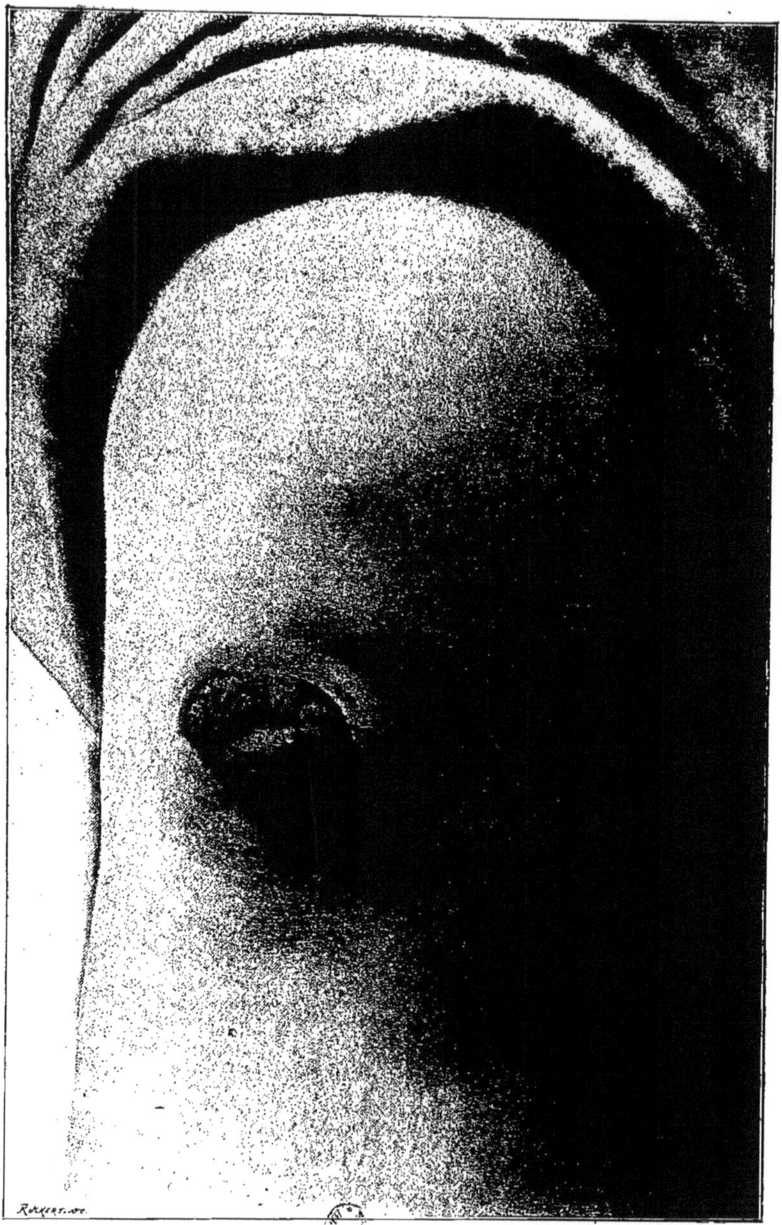

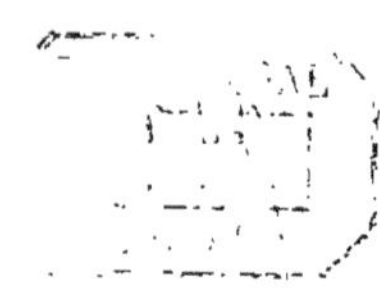

Cliché Lasarte.   Imp. Lemercier, Paris.

Verruga mulaire ulcérée au niveau du tendon rotulien.

Georges CARRÉ et C. NAUD, Éditeurs.

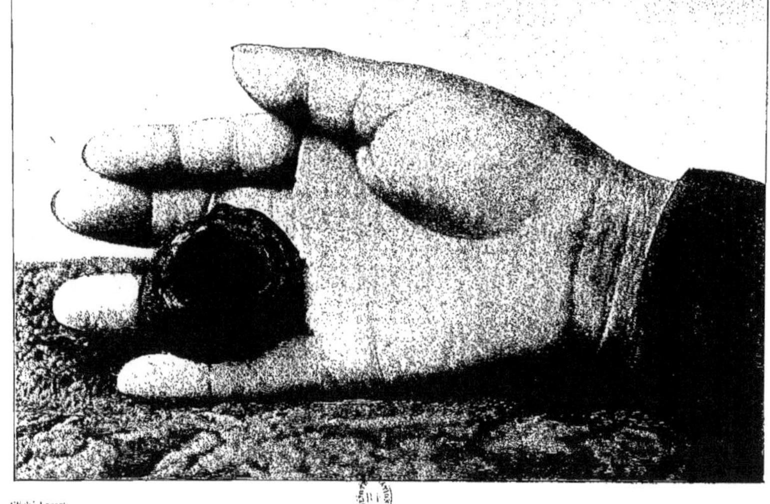

Cliché Lasarte. Imp. Lemercier, Paris.

Main grandeur nature du malade antérieur. On y voit la grosse verruga de l'annulaire avec l'eschare centrale
produite par le perchlorure de fer, et tout le reste ulcéré.

Georges CARRÉ et C. NAUD, Éditeurs.

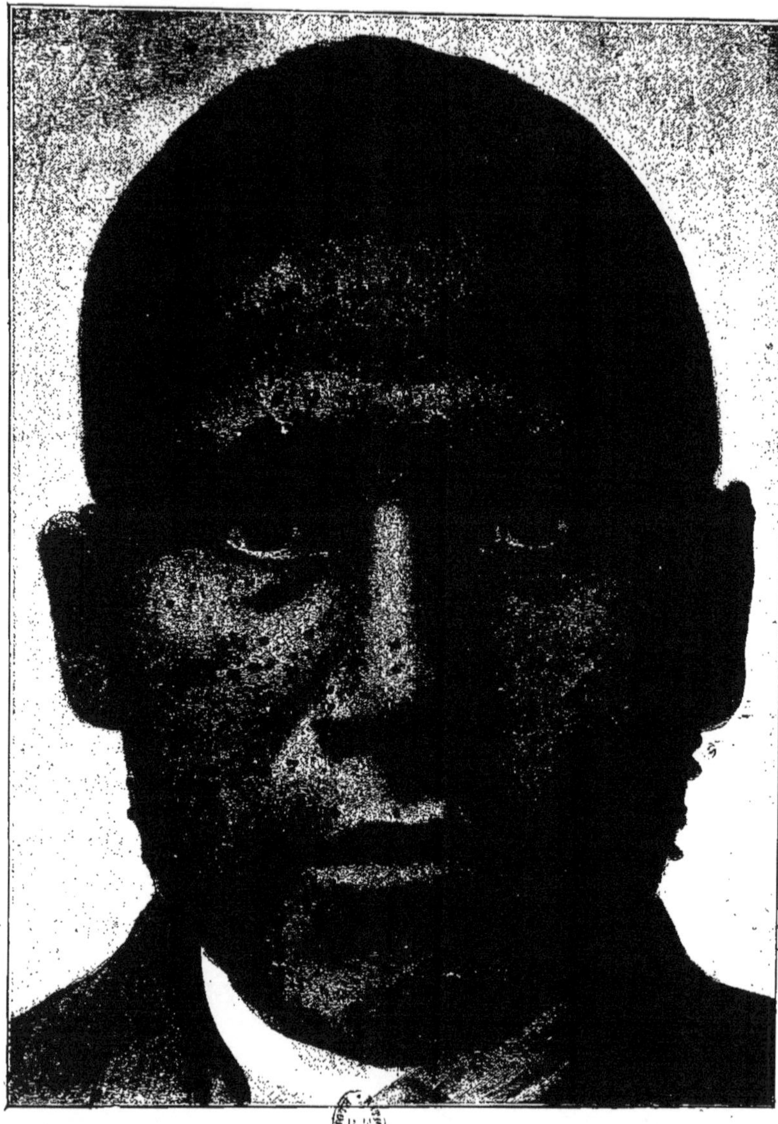

Cliche Lasarte.

Imp. Lemercier, Paris.

Même malade de la fig. 11, qui a eu, deux mois après l'éruption de verrugas mulaires
une éruption miliaire généralisée.

Georges CARRÉ et C. NAUD, Éditeurs.

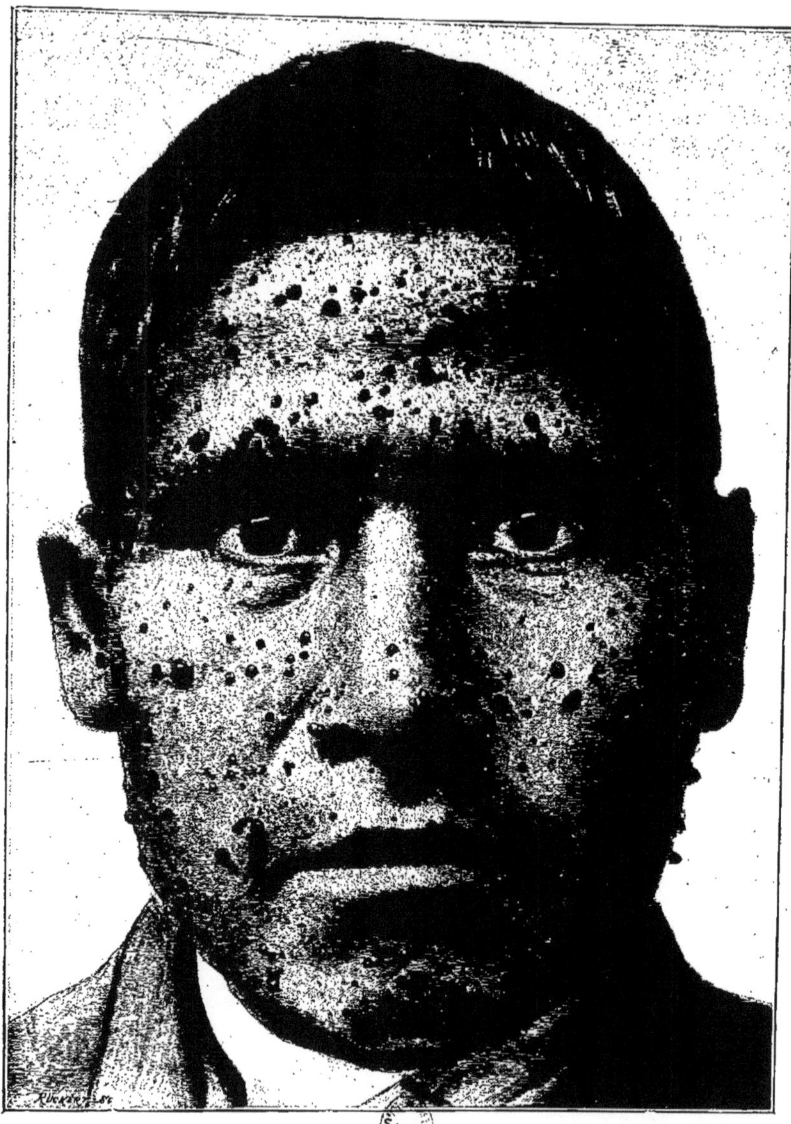

Cliché Lasarte.   Imp. Lemercier, Paris.

Même malade de la fig. 11, qui a eu, deux mois après l'éruption de verrugas mulaires,
une éruption miliaire généralisée.

Georges CARRÉ et C. NAUD, Éditeurs.

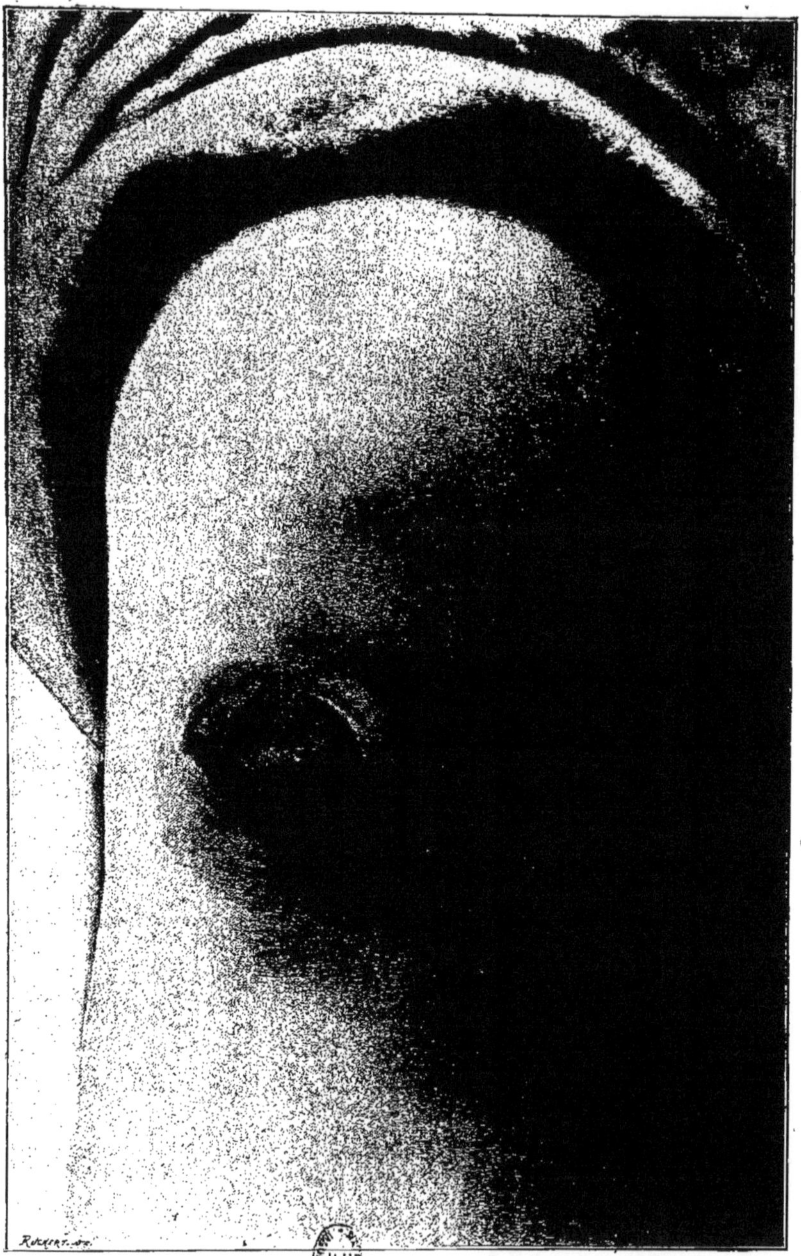

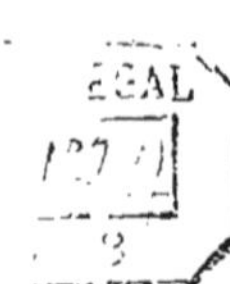

Cliché Lasarte.

Imp. Lemercier, Paris.

Verruga mulaire ulcérée au niveau du tendon rotulien.

Georges CARRÉ et C. NAUD, Éditeurs.

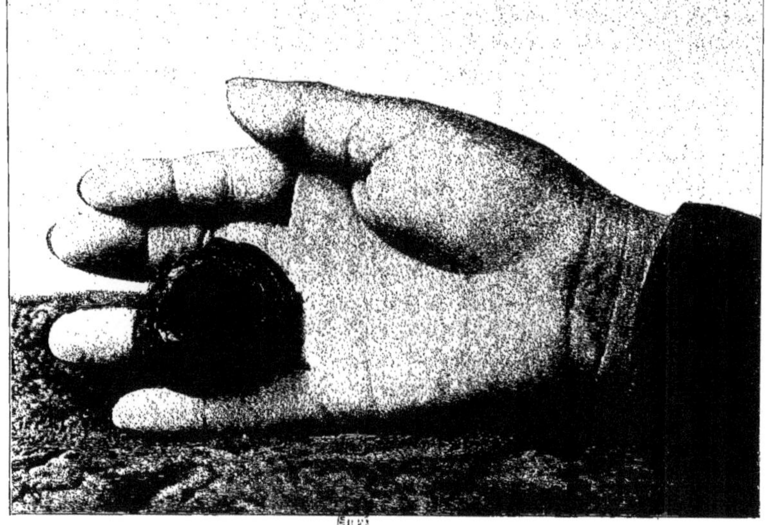

Cliché Lasarte.

Imp. Lemercier, Paris.

Main grandeur nature du malade antérieur. On y voit la grosse verruga de l'annulaire avec l'eschare centrale
produite par le perchlorure de fer, et tout le reste ulcéré.

Georges CARRÉ et C. NAUD, Éditeurs.

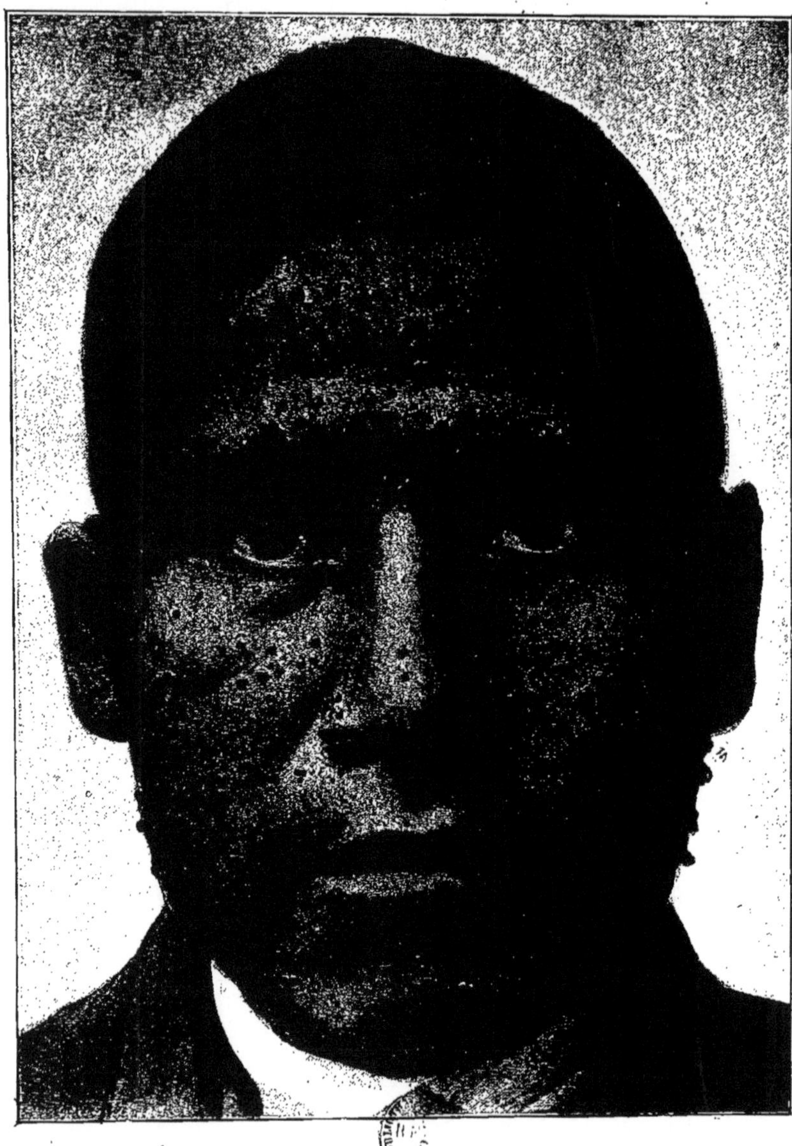

Cliche Lasarte.   Imp. Lemercier, Paris.

Même malade de la fig. 11, qui a eu, deux mois après l'éruption de verrugas mulaires une éruption miliaire généralisée.

Georges CARRÉ et C. NAUD, Éditeurs.

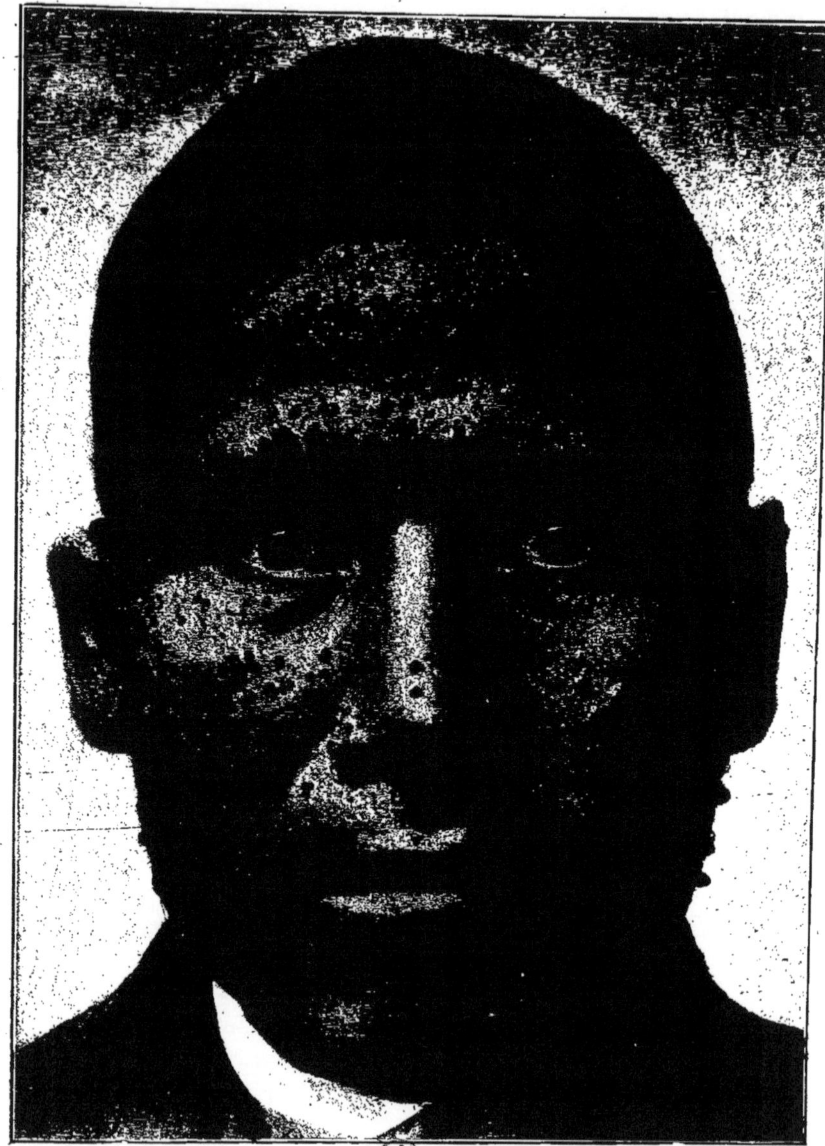

Cliché Lasarte.   Imp. Lemercier, Paris.

Même malade de la fig. 11, qui a eu, deux mois après l'éruption de verrugas mulaires,
une éruption miliaire généralisée.

Georges CARRÉ et C. NAUD, Éditeurs.

9 782014 040357